Trauma-Sensitive Yoga in Therapy

Bringing the Body into Treatment

セラピーにおける トラウマ・センシティブ・ ヨーガ

体を治療にもち込む

デイヴィッド・エマーソン David Emerson

小林 茂・佐藤愛子［訳］

金剛出版

Trauma-Sensitive Yoga in Therapy : Bringing the Body into Treatment
by
David Emerson

Copyright © 2015 by David Emerson
Foreword copyright © 2015 by Jennifer West, PhD

Japanese translation rights arranged with W.W. Norton & Company, Inc.
through Japan UNI Agency, Inc., Tokyo

Suzanne Cecilia Dawson Emerson に。
あなたに出逢えたという贈り物に感謝します。

目次

第5章　今ここにあること　77

第6章　筋肉の動きと呼吸法　87

第7章　リズム（律動）　99

第8章　TSYプラクティスのためのフォーム集　111

謝辞

　私の家族。特にMandyとHazenへ。私が最高の力を発揮するよう励ましてくれたことに感謝します。対人援助職としてのあり方や現場で向き合う人々を尊敬して尊重する方法を示してくれた父に感謝します。ノートン出版のAndrea Costella DausonとChristine Dahlinの確かな専門技術に感謝します。彼らは，本書へ注目してくださり，私の執筆中に辛抱強くお付き合いくださいました。そして，統一感をもって正しく進み続ける方法を教えてくれたトラウマ・センターと，さまざまな機関で関係するクライアント，ならびに同僚と学生たちに感謝します。本書に携わることになった皆さんが称賛されますように。

West 博士による序文

　　ヨーガを始めた当初，2セッション目までは，私はどこかその空間にいることに過剰に警戒してヨーガを疑っていました。「えーと，実際，これ（ヨーガ）は私に何をさせようとしているのか？」。こんな感じで，私はかなり懐疑的だったのです……。

　　しばらくしてから，ヨーガは変わった性質があるけれど，私の心が私の思考と体に対してしたことに，さらに結びついていくようなものだとわかりました……ヨーガは骨格を与え，気づきを構築したり，いっそうの気づきを得るための居場所のようなものを与えてくれました。

トラウマ・センシティブ・ヨーガ調査（研究）参加者からのコメント

　あなたが援助の専門家として，今まで一度もヨーガを用いたことがないとしても，先のようなクライアントの反応を想像できるだろう。実際，冒頭部分で述べられた懐疑論にいくらか共感するかもしれない。もしくは，治療にヨーガを用いることに似たような疑問を抱くかもしれない。よくある質問には，次のようなものがあるだろう。

　ほかのセラピーの方法で症状が消えなくて，もしヨーガが有効だとしたら，ほかのセラピーとの違いは何だろうか？

　ヨーガは，トラウマの深い傷を癒やすのにどのように役立つのだろうか？

　ヨーガは，心理療法プロセスをどのように補完し，統合するのだろうか？

　ヨーガは，心理療法に対して価値ある補完物なのだろうか？

　これらの疑問に，David Emerson のセラピー・ルームとヨーガのつながりから，実践的で創造的なアイデアを紹介することによって答えようと思う。これによりヨーガがセラピーに，なぜ，どのように重要で役立つのか，私なりの考えを示すつもりである。私の視点と見解は，複雑性トラウマと称される，子ども時代の対人間のトラウマのある成人した女性サバイバーとの臨床経験や研究がもとになっている。

　私のヨーガへの旅路は，ひとりの大切な人を喪った後の2004年から始まった。私は混乱の

真っただ中で，ヨーガの実践が希望と癒しの源泉となった。現在もヨーガをいっしょに取り組んでいるたくさんのクライアントのように，私はヨーガを通じて身体的，心理学的，情緒的糸口を見出したのだった。そして，私個人の旅路はたちまち職業的実践の一部として統合されていった。私は，心的外傷後の回復（リカバリー）や治癒を研究するカウンセリング心理学者として，いつもクライアントの症状を低減させ，健康とウェルネス（福利）を改善する方法を探求している。私自身の情緒的ウェルビーイングと回復（リカバリー）にもたらしたヨーガの深い効果に気づいてからは，複雑性トラウマに苦闘している人々がどのように反応するだろうかと考えるようになった。さらに，事例が積み重ねられたことで，多くの医学的問題（たとえば，糖尿病，関節炎，線維筋痛症，がん）と精神保健問題（たとえば，うつ，不安）にヨーガの有効性が疑いないものとして示されるようになった。こうしたことから，トラウマ・サバイバーに対してもヨーガが有効であるのではないかと思ったのは当然のことであった。

　私は治療の糸口としてヨーガを利用し始め，さらに自分の学びのためヨーガ教師になる訓練を受けた。それから，私は心的外傷後ストレス障害（PTSD）の治療としてのヨーガを研究し始めたのである。Bessel van der Kolkのトラウマ・センターの協力のもとで，私は複雑性トラウマの成人女性サバイバーに対するトラウマ・センシティブ・ヨーガ（TSY）の効果試験の研究を行った。

　複雑性トラウマのことでわかっていることは，受傷後に起こる症状が成人になってからも諸機能を破壊して，症状がその人の生活すべての領域に及ぶということである。私たちの自己防衛能力は，トラウマに繰り返し曝されて，常に苦しめられると体に害をもたらす。そのため，トラウマ・サバイバーは，しばしば過覚醒と解離性麻痺の渦のなかにいると感じる。複雑性トラウマ体験と，それに起因する自律の不安定さは，自分の体と生活のコントロールが取れない感覚となる可能性がある。こうしたことから，トラウマ・サバイバーは，耐え難い身体感覚と体の不調，感情と衝動の調整の問題，注意能力の欠落，内受容感覚の乏しさ，ネガティブな自己感を訴える。

　この複雑な一連の症状は，治療における重要な試練を起こさせる。クライアントは，自分の内的経験と断絶し，現在の経験につながり続けようと苦心している。だが，クライアントは，トラウマ記憶の処理を求められるときに，トラウマ関連の刺激が引き起こす感情に耐える技能を欠いているのである。その状態のクライアントのセラピーが，どうしてうまくいくと期待できるだろうか。支持的環境のなかで行われる心理療法は，関連する困難に立ち向かい，不健康なパターンを見つけ，セルフ・ケアのための目標を立てることでPTSDのいろいろな面を扱う際に効果があるかもしれない。しかしながら，生理学的症状，体の不調，内受容感覚の欠乏は，「トップ・ダウン・アプローチ」のセラピー（たとえば，思考と情動に焦点をあてる認知に基づくセラピー）ではいっそう難しくさせるだろう。こうしたことから，改めてヨーガが役に立つのかという問いに立ち戻ることになる。

ヨーガとほかの治療法との違いは何か？

　私は，「ヨーガとは，身体的様式，呼吸への焦点づけ，意識的注意やマインドフルネスの組み合わせ」であると定義しようと思う。ヨーガは，体を意識して用いること（たとえば，ボトム・アップ・アプローチ）である。ほかのアプローチで進めるには手ごわい症状を直に標的とするため，トラウマ治療に役立つ手段と考えている。TSYは，心と体の結びつきの気づきを育み，体内におけるトラウマの保たれ方に立ち向かうための自己調整スキルを築くことをねらいとしている。

　従来の心理療法では効果がなかった複雑性トラウマを抱える女性たちへのTSYの効果を調べるために，van der Kolk らにより無作為化比較試験（RCT）が行われた（van der Kolk et al., 2014）。その結果，10週間のTSYコースを受講した女性は，統制群の女性よりもPTSD後の治療が必要とされる基準から該当しなくなる傾向があった。TSY群はまた，抑うつ症状と否定的な緊張を低減しようとする行動（たとえば，自傷行為）の明らかな減少がみられた。さらに，Alison Rhodes（2014）の長期追跡調査では，ヨーガ・プラクティスの継続回数は，研究の集団設定にかかわらず，長期的効果を示唆していた。また，研究で用いたヨーガを実践した女性は，PTSD後の治療1〜3年でPTSDの診断基準に当てはまることが少なくなり，PTSDや抑うつの症状が大幅に減る傾向を示したのである（Rhodes, 2014）。これらの研究から，治療にTSYを導入することで，ほかの介入法では治療効果がないとされていた症状の長期的改善につながることが示されたのである。

ヨーガはトラウマによる深い傷を癒やすことができるのか？

　TSYとほかの心理療法と比べた過去の研究では，TSYが有効な手段として意味深い結果を示してきた。しかしながら，TSYが変化を生み出す具体的な機制（メカニズム）は明らかではなかった。その機序を探る目的で，10週間のTSYを修了した参加者と2カ月後に話をする機会をもつことにした。一対一の半構造化面接を用い，参加者の女性たちにTSYの個人的体験と，TSYをしたことで起こった自覚できる生活上の変化を教えてくれるよう求めたのである。

　インタビューでは，参加者の女性たちは複雑性トラウマ症状が頑強で，何年治療しても効果がなかったことを繰り返し証言していた。彼女らはTSYを用いた体験をとおして症状が低減し，生活の質（QOL）が改善し，個人的励みになったと報告したのである。彼女らの物語を共有することで，トラウマによる深い傷を癒やすためにヨーガは役立つかという問いの答えが示せるように思う。後述する彼女らの洞察から説明してみよう。

　TSYプログラムを始める前の研究参加者は，複雑性トラウマの典型的な症状との一致を述

べていた。それは，彼女らが現在の現実から切り離されているか，分離されていると感じることがよくあるというものであった。しかし，TSYプログラムによって，身体の姿勢への意識的な注意と呼吸への焦点づけを統合することで，参加者の「今この瞬間」への気づきの力が向上したのである。彼女らが過去のトラウマを眼鏡越しで見るよりも安全なやり方で今を経験できるにしたがって，少しずつ自分自身の体のなかにいると感じるようになった。そして情動状態や肉体感覚を受け入れる力をつくる方法に進んで気づこうとするようになったのである。ある参加者は，「情動がわかるようになり始めた……内面でどう感じているのかを……それをただ取り除こうとするのではなく……」と語った。

　内的感覚へのより深い内受容感覚と包容力ばかりではなく，TSYは多くの女性がトラウマ体験によって失われた実感を伴う体の所有感覚を少しずつ浸透させたのだった。彼女たちは，体が自身のものであること，体が自身のコントロール下にあること，体のなかに安心感があるということをわかり始めたのである。このことは，その人が体を動かし，使い，扱う方法の指揮を執っている感覚と同じく，文字通り体を与えられている自己への気づきである。そこには，批評や判断をしないで，必然的に自分の体を受け入れることを含んでいる。また多くの参加者にとって，自分の体の所有感とコントロールの気づきを育むことは，より深いセルフ・ケアの責任感や「自分の体にじっくり耳を傾ける」傾向を含んでいる。このことは同時に，自分の体への正しい認識にもつながるものであった。それだけではなく，参加者は，引き金がひかれるか，フラッシュバックを経験したときのような情緒的に難しい場面でも，より適切な対処行動を見つけようとする自信がもてた気がすると語った。TSYを経験した彼女たちは，身体の姿勢や呼吸を用いることで情動の調整スキルを築き，「対処行動を自然に行って気持ちを整えることができたし，もうフラッシュバックで固まらなくてもよい」と思えるようになったのだった。

　内面にある状態の調整力が増すことで，生活をコントロールする感覚がもたらされる。その結果，将来への新しい可能性という希望がもたらされるのである。ある人は，そのことで喫煙や飲酒をやめるといった健康の改善に努めようという気持ちになった。ほかにも，職業的な情熱を求めようという生活の質（QOL）を改善する変化が生じることもあった。

　多くの複雑性トラウマのサバイバーと同じく彼女たちは，恥，失望，無価値である感覚といった自己感への長く続く傷つき経験をしてきている。しかしながら，TSYを通じて参加者は，自分に対する言葉が変わり始め，感覚をむき出しにしなくなり，自己受容すら育みはじめたのである。そのうえ，参加者たちは今まで経験してきたことすべてに感謝さえするようになった。

　複雑性トラウマによって起こされる個人間にある機能の問題には，孤立，信頼感の欠如，不健全な対人境界といったものがある。それらは参加者にとって，もっともつらい痛みの原因となるものである。しかし，参加者が自身と結び合わされ，自身を受け入れ感じはじめると，人間関係を結ぶことに臆しなくなり，健康的な間柄となり，関係を気持ちよく思えるようになるのであった。

調査をしている間，TSYクラスで彼女たちの体にある「今この瞬間」の経験について特別に焦点をあてながら，彼女たちのヨーガ・マットの上に居るとき居ないときの両方の恩恵を聞き取った。彼女たちはクラスの内外で穏やかな“今”を見つける技能を身につけたのである。生活のなかで自分自身や他者とのしっかりとした結びつきを育むことができた。そして，自分の身の振りようがあることと，人生の方向性を選択する力を自覚したのだった。

TSY はどのように心理療法の進展を補完し，心理療法へ統合されうるのか？

　トラウマ・サバイバーにTSYが与える衝撃は，とても明白で重要である。理想的には，TSYとほかの心理療法が統合されることで，治療がトップ・ダウンとボトム・アップの処理される環境となることだろう。統合されたアプローチにより，情動調整力や内受容感覚，自己受容の力が高まり，セラピーの関係も含めた，いっそう深い個人間のつながりが促されるだろう。事実，参加者には，統合された結果，セラピーでの情動の表出や探求する力がついたと述べた人もいたのである。

　TSYをセラピー・ルームに組み入れようとしても，初めのうちはうまくいかないかもしれない。たとえば，セラピー・ルームの環境上の条件や，ヨーガのフォームを行うのをクライアントが受け入れてくれるだろうかと思いをめぐらすだろう。しかし，David Emerson は本書で，必要なすべてを詳細に述べ，読者の好奇心を満たすように努めている。ここではそのような懸念についても簡潔に述べたい。

　本書では，いくつかの例を載せて情報提供をしようとしている。実践的立場から，このアプローチを個人のセラピー・ルームに合わせやすくするために，TSYのたくさんの動作やフォームは椅子に座って行うようにし，さらに参加者がセラピー場面で心地よく，体の動作にいかんなく携われるようにヨーガ教師と環境の特質を提供している。これらの概説する特性は，臨床場面でセラピストにとっても重要であると知ってほしい。

　ヨーガ教師が選ぶ言葉と同じく，ヨーガ教師の声の抑揚は，安全と安心の感覚を促すのにとても重要といえる。より具体的には，ヨーガ教師が穏やかな抑揚とクラスの環境を整えることによって，参加者からは「とても親切で忍耐強い」と受け止められ，けっして「できる以上のことを求めない」ものとして理解されるだろう。

　次に重要な点は，「もしよければ」「準備ができたら」といった推奨の言葉の使用である。これは参加者に選択の余地を与え，今ここにあることや，体への気づきを際立たせるものとなる。さらに，言葉により修正とフォームの選択の余地を与えることは，参加者の選択権を強調するだけではない。重要なのは，何が適正であると体で感じるか注意を促すことである。推奨の言葉の使用や選択の余地を与えることは，大抵の心理療法でも役立つものであるが，TSYを組み入れるときにも確実に役立つのである。私たちが役立つように選択の余地を与えることで，

「クライアントの現状に応じる」ことができる。特に，クライアントがトラウマにまつわる話題を言葉にできず，未だ問題を扱えない状況では重要となるだろう。

　部屋内の安全感は，参加者がTSYクラスに留まりやすくなるための，もうひとつの重要な点である。たとえば，大半の参加者は，部屋の灯りがあること，個室であること，言葉と身体の援助を意識してくれることがありがたいと語っていた。これらは，多くの心理療法と同じように セラピーの場で個人間の距離がしっかり守られるための良い指針である。

ヨーガは心理療法にとって価値ある補完物なのか？

　先に共有した情報は，TSYが複雑性トラウマの治療を担うための貴重な役割を反映している。TSYのボトム・アップ処理への焦点づけと動作・呼吸・体の感覚の強調は，内部状態の気づきを育む。そして，症状と結びつく生理学的反応を再編成することによって，サバイバーが感情覚醒を調整できるようになるのを助けるだろう。こうしてサバイバーは，「今この瞬間」に情動をより安全に経験することができるのである。

　参加者は，過去にトラウマを思い起こすことで過覚醒や解離といった反応を引き起こしていたかもしれない。しかし，参加者に生理学的変化や自己調整スキルがあれば，トラウマによる体の感覚や気持ちが湧き上がったとしても何とか対処できるだろう。そして，トラウマからの刺激を受けとめる力がつくことは，参加者が心理療法で自分の経験を言葉で表現したり，処理することが非常にしやすくなることを意味していた。

　複雑性トラウマは，治療にとても困難な試練をもたらすだろう。だが，複雑性トラウマの症状に対してTSYというアプローチを提供することで，癒しと個人の成長への新しい道が開かれるだろう。

　本書があなたの希望と感動となるように願っている。ヨーガは人生行路を生きる実践であることを覚えておいてほしい。そしてEmersonは，この旅を続けさせてくれる素晴らしい案内役であることを覚えておいてほしい。良いものを手に入れたことを楽しんでほしい。

——Jennifer West, PhD

はじめに

　歴史上の現時点で，多くの偉大な実践家や科学者たちの業績のおかげで，私たちはトラウマ体験が人間にいかに影響を及ぼすのか，充実した知見を集約して発展させてきた。John Eric Erichsen, Jean-Martin Charcot, Pierre Janet, John Bowlby, Mary Ainsworth, Lenore Terr, Judith Herman, Rachel Yehuda, Bessel van der Kolk, そのほか多くの巨星ともいえる先駆者が発展させた図譜により，私たちの心，体，関係性にトラウマがおよぼす破壊的衝撃力が明らかになった。人間発達や神経生物学，エピジェネティクス（分子生物学）といった領域の継続的研究のおかげで，トラウマとその影響についての理解は深まり，広がり続けている。しかし，トラウマという言葉は，地球上のあらゆる戦争や暴力，拷問，人身売買，テロのサバイバーから，子ども時代の長期的虐待，ネグレクトのサバイバー，家庭内暴力や性的暴行の犠牲者に至るまでの苦痛を表現する幅が広いものである。そのため，私たちがトラウマを理解する段階から，新しく有効な治療法を開発し実施するという方向転換に至るまでの時代となった。だが，トラウマの影響への治療の研究の多くが，精神薬理学的解決法という望みに頼りがちである。薬物は症状の角をとり，激しさを抑えることはできるかもしれない。あるいは，ある一日の記憶を消し去ることすらできるかもしれない。だがトラウマは関係性の問題である。薬物が，人間同胞によって意図的に傷つけられ，さらにひどいことには保護を受けるはずの人間によって裏切られるという，もっとも深淵にある現実から人々を本当に癒やすことができるだろうか。甚だ疑問である。TSYは，この個人の間にある対人的なトラウマを経験した人々を意識して焦点化している。ここでは，多少の言及に留めるが，詳細な理論的根拠を説明するつもりでいる。

　本書をつらぬく私の基本的議論は，もし私たちが個人間にある対人的なトラウマを経験した人々を効果的に治療するなら，利用できる臨床治験を用いて，これらトラウマ体験の深遠で複雑な性質を認識した新しい介入法に開発しなければならない。また，私たちは，トラウマを薬物治療で取り除けるとか，単なる認知的枠組みや行動パターンの変容で十分とする一連の症状として過小評価してはならないのである。私たちの治療は，トラウマそのものの複雑さやニュアンスに沿うべきで，人間全体のひとつの側面である私たちが体を有するという経験を見落と

したり，軽視してはならない。究極的に私たちを人間存在として定義するものは，何十億年という進化の賜物である体にあるといえる。

　本書では，トラウマの影響を受けた個人のための補助的治療法として，トラウマ・センシティブ・ヨーガ（Trauma-Sensitive Yoga：TSY）という，体を基盤とした体に完全な信頼をおいた介入法の原理を説明する。TSYの利用についての理論的根拠を提供し，現在のところ支持され蓄積された証拠を記述し，人類が経験したもっとも陰湿な傷のひとつであるトラウマを癒やすために臨床家とクライアントが協働する際に役立つ具体的なテクニックと実践を提供する。

　2003年，マサチューセッツ州ブルックリンにあるトラウマ・センターで，初めてヨーガがトラウマに対する補助的治療として用いられた。その当初から，トラウマ・センターのヨーガ・プログラムは，ヨーガ教師，臨床家，神経科学者，クライアントの間で協働した取り組みであった。介入の有効性を示す客観的データを集めるため，私たちのねらいを達成するための第一歩は，子ども時代の長期的虐待とネグレクトを受けた成人サバイバーに臨床場面でヨーガの影響を測定するための小規模の予備研究をすることだった。私たちは，クライアントのグループが自分の体に深く留まり続ける嫌悪をありのまま報告したり，さまざまな方法で説明したりすることや，会話を基本としたアプローチが体の根底にある自己嫌悪を扱うのに適切な方法であるとは思えない。だがヨーガは，人々が体を友とするのを助ける方法として用いることができるし，新しく築かれる友好が肯定的な治療効果に寄与するものと考えた。それゆえ，私たちがチームとして考えついた測定法は，トラウマ被害者自身の自己感覚と体があることに対する関係性を測るための「体の気づき（ボディ・アウェアネス）尺度」だった。これは著作権の制限があり，私たちがヨーガをすることでトラウマを抱える人の体の認知を本当に変えられるか測定する以外は，ほかの研究で使用や試行されたことは一度もない尺度である。次に，私たちのクリニックで進行中の弁証法的行動療法（Dialectical Behavior Therapy：DBT）群と私たちのヨーガ群とを比較することに決めた。DBTはトラウマ・サバイバーによく用いられる治療法であり，主に身体的アプローチである私たちのヨーガに対し，DBTが認知的アプローチである理由から比較のために選択した。その時点では，私たちの介入の取り組みを単に「ヨーガ」や「穏やかなヨーガ」と呼んでいたことをあらかじめ伝えておく。私たちがトラウマ・センシティブ・ヨーガという固有の名称を造り出したのは，私たちのアプローチの背後にある理論的基礎と具体的方法論を構築し始めてからである。この単純な調査と比較の結果として私たちは何を学んだか？　ヨーガ群は，自分たちの体をとても良いと感じ，DBT群では体について同程度か悪化したと感じた（van der Kolk, 2006），というものであった。私たちの小規模で単純な予備研究の結果は，トラウマ治療の文脈のなかで有益な介入法として，ヨーガの可能性をさらに研究していく励みとなった。

　数年後，私たちは体の知覚を肯定的にとらえる若干拡大した予備研究を行うことができた。このときは，トラウマ・サバイバー群と，明確にはトラウマ受傷歴のない群とを比較した。そして2009年，アメリカ国立衛生研究所（National Institutes of Health：NIH）から第一グラン

ト助成（R01補助金）を受け，トラウマに対しヨーガを用いた研究をするという幸運を得ることができた。この目的に向け，実験上の確かなデータを生成するため，心的外傷後ストレス障害（Post Traumatic Stress Disorders：PTSD）に関わる症状に対する私たちのプロトコル（臨床試験計画書）の効果を調べる必要があった。本書を執筆している時点で公的な診断はなされていないが，TSYが開発された対象となるクライアントをより正確に描写するため，ほかのトラウマの枠組みとPTSDとの差異を議論している。これらの現象には，複雑性PTSD（Complex Post Traumatic Stress Disorders：CPTSD），複雑性トラウマ，発達性トラウマが含まれる。これらはみなPTSD診断をもたらす自動車事故のような単回の出来事（インシデント）とは対照的に，虐待家庭で育った子どもといった個人間（対人）トラウマへの長期的暴露をより含意している。そのため，私たちの研究対象は，多義的な，多くは幼少年期に始まる個人間のトラウマのサバイバーである。私たちの10週間のTSYの結果生じる臨床上の価値ある変化を測定できるように，どの人もPTSD診断がされている必要もあった。私たちの仮説は，TSY参加者がPTSDの症候学上で臨床的に有意な症状の低減を示すというものだった。そして，実際に私たちはこれを見出したのである（van der Kolk et al., 2014）。結果，私たちは，今やTSYがPTSD治療中の人々に臨床上妥当性のある有望な介入法であると証言できる。

　しかしながら，私が示唆したように，この話には続きがある。なぜかというと，私たちの研究は，研究対象が経験した複雑で長期的な個人間のトラウマ影響に関連するTSY体験という，より深い意味を問うためのTSY参加者との徹底したインタビューも含むからである。これら質的インタビューは，Jennifer Westにより設計，実施された（West, 2011）。本書の序文に彼女が記しているが，実に複雑な構図を明らかにしたのだった。PTSD症状は，特に10週間のTSYの後で肯定的な効果があり，また参加者はPTSD症状の数々を前にしてTSYプラクティスは生活上に影響があったと報告している。つまりは，単に症状に影響を与えただけでなく，参加者は世界や他者との関係において，おおいに新しい方法で自分自身を経験したのである。

　こうしたことから，私たちはTSYが複雑性トラウマの経歴をもつPTSDのある人々にとっても妥当な介入であると結論づけた。この徴候は，私たちの臨床試験で明らかになったのだが，広く多様な場面で老若男女問わず複雑なトラウマを抱えた個々人にTSYを実施してきた私たちの個人的経験も同様である。私たちの臨床試験の結果を受けて，トラウマ・センター・ヨーガ・プログラムは，個人間の暴力や性的暴行，戦争，拷問等のサバイバー以外にも，虐待やネグレクト環境下で育った男女の複雑性トラウマに苦しむ個人・団体に対して，2003年から何千回ものTSYセッションを指導した有資格のヨーガ教師を集めてチームを立ち上げた。本書の随所で，読者と経験談の一部を共有するつもりである（経験談で使用された氏名はすべて偽名である。事例はすべて臨床経験に基づく創作であることに留意してほしい）。大事なことだが，本書はセラピー活動で使うことのできる情報と道具を身につけることを意図している。単におもしろい読み物であるだけではなく，それ以上のものになるように願っている。

　第1章では，TSYと伝統的ヨーガやほかのソマティック（＝body-based）モデルのセラピー

との違いは何か，その理論的基盤は何か，どのようなクライアントがもっとも恩恵を受けられるか，TSYのセラピーの特質上で最適とはいえない対象は何か，という話題を含んだTSYの原理と要因を扱っている。

第2章以降では，TSY方法論の中核的な部分に焦点をあてている。内受容感覚，選択すること，行動をとること，という鍵となる概念を紹介し，リズム，動作，今ここにあること，筋肉の力の動きを感じる取り組みといった，セラピーの目標に向けたTSYの使用法を検討する。効果を最大にするために異なる状況と異なるクライアントに治療の多様な側面について，なぜ，どのように用いるかについてのひととおりの見解を示している。けっして網羅的ではないけれど読者とクライアントに準備ができていると感じたら，「第8章 TSYプラクティスのためのフォーム集」ではすぐに利用できるたくさんのヨーガ・フォーム図版を提示しているので活用してほしい。

本書を読み進める前に，TSYの重要で基礎的な概念を強調したいと思う。あなたの実践にTSYを融合させるためにはあなたがヨーガ教師である必要はない。ヨーガ経験も必要ない。実際，本書の大半の読者はヨーガ教師ではなく，精神保健の資格をもつ臨床家やそれに相当する人が資料として手を伸ばすものと想定している。TSYが有効であるように，あなたのクライアントのアセスメントに応じて，TSYの適切な導入時期を見立て，TYSが使用できるように，何よりもまず臨床での訓練を期待している。つまり，あなたが本書の内容と具体的なTSYプラクティスに精通していくほど，介入はいっそう完全なものとなるはずである。私の目論見は，あなたが「TSYはクライアントにとって良い」という結論となるのなら，多くの基礎的なところであなた自身にも良いものであると気づくことにある。それから，あなた自身のために実践に興味をもち，ファシリテーターとしての能力が増強することである！

私は，本書でトラウマ暴露の性質と衝撃への洞察をいくらか提供しながら，あなたの臨床活動に利益をもたらす可能性がある新しい治療のあり方に役立つ案内となることを願っている。

　　ついに真実が知らされるとき，サバイバーはリカバリー（回復）を始めることができるのだ。

　　　　　　　　　　　　　　　　　　　　　　　　　　　　　　——Judith Herman, M. D.
　　歴史的真実は実際に何が起きたかによってではなく何が語られたかによって築かれる。
　　　　　　　　　　　　　　　　　　　　　　　　　　　　　　　　——Daniel N. Stern

Judith Hermanは，近代のトラウマ研究とトラウマ治療領域における先駆者である。彼女は「ついに真実が知らされるとき，サバイバーはリカバリー（回復）を始めることができる」という。しかし「真実が知らされる」とは何を意味するのか？　真実とは何か？　Herman博士が指摘している真実とは，人が過去について覚えていることなのかもしれない。加えて，サバイバーにとってこの類の真実，つまり覚えていることにアクセスすることが重要であるとトラウマの知識をもった多くのセラピストは考えている。しかしながら，発達心理学領域における

先駆者で乳幼児発達の専門家であり，『乳幼児の対人世界』（小此木 訳，1989，1991）の著者であるDaniel N. Sternは，「歴史的真実は実際に何が起きたかによってではなく何が語られたかによって築かれる」という。今こそ私たちは真実に対する私たちの関係性について熟考しなければならない。真実とは，それは知るはずの何か，あるいは語るべき何かなのか？　事実，トラウマでは歴史的に，実際に起こったことと，それについて語られたこととの間に緊張が存在してきた。この緊張を解くひとつの方法は，何がより重要なのか——つまり，語られたことなのか，実際に起こったことなのか，を決めることだろう。TSYは，何が語られたかよりも何が実際に起こったかを問題とする文脈で開発された。さらに，Sternが私たちに注目を喚起した「何が実際に起こったか」という真実は，私たちの明確な記憶に支えられたものではないのかもしれず，それゆえ完全に思い起こすことができるからといって誰かに話すことのできるものでもない。また，私たちの体のみが知っていて，覚えていることなのかもしれない。実は，口には出せないけれども体でまさに今，はっきりとした明快さをもって感じられる何か——私たちが感じるけれど伝えられない雄弁な何か——なのである。したがって，記憶や認知による真実はトラウマを癒やすための重要な唯一の真実ではない。まさに今，今この瞬間に体で感じていることは，少なくとも過去について覚えていることや語ることと同等に重要なのである。

　本書は，真実が体で感じられ確かめられるとき，サバイバーはリカバリー（回復）を始めることができる。このことが，トラウマ治療の文脈においても等しく妥当性があることを例証するのである。

セラピーにおけるトラウマ・センシティブ・ヨーガ

体を治療にもち込む

第 1 章

トラウマ・センシティブ・ヨーガとは何か？

この章では，臨床介入法としてのトラウマ・センシティブ・ヨーガ（以下，TSYと表記）の紹介をしたい。できるだけ完全な全体像を示すために，TSYと主流のヨーガやほかのトラウマ治療のソマティック（身体的）モデルとの違いについて述べていこうと思う。また治療をめざす状況（いわゆる複雑性トラウマ）の概説を提示しながら，TSYの理論的基盤を探る予定である。複雑性トラウマを定義するため，核心に関わる臨床データと具体的な枠組みへ通じる臨床研究を参照する必要があるだろう。臨床データの提示だが，私はトラウマについての文献を完璧に網羅しようとは思っていない。トラウマについてのより徹底した研究に興味のある読者は，参考文献欄から適当な文献を見つけることができる。複雑性トラウマを定義するにあたって，私は個人的だが過去のひとつの事柄から始め，治療のためのこのアプローチを開発するに至った経緯について述べたい。

最初に，TSYが主流のヨーガと異なるいくつかの点について検討するところから始めよう。

TSY はふつうのヨーガとどう異なるのか？

ヨーガは，豊かで複雑な太古の歴史をもつ膨大な数のプラクティスから成り立っている。現象としてのヨーガはとても入り組んでいるので，簡潔に定義できないだろう。より正確に表現するなら，ヨーガとは人により受け取り方の異なる柔軟なものであるといえる。しかし，あえてヨーガの共通項を見つけようとするなら，より充実した生活を送るためのプラクティスといえる。ヨーガの実践者は，生きることで得られる可能性に関心を寄せている。そのため，プラクティスの性質が神秘的で難解でも，基礎的で身体的でも，またヨーガを始める人が古代インドの求道者だろうと現代のニューヨーク市にいる若い女性だろうとかまわない。すべては自分を知り人間である意味を理解するという共通の絆で結ばれている。ヨーガの詳しい歴史的功績へ立ち入ることは，この本で扱う範囲を超えてしまう。興味のある読者は，ヨーガが誕生し何

千年を経て発展したその起源と哲学を調べた素晴らしい資料がたくさんあるのでそちらをあたってほしい（たとえば，Feuersein（1998））。

　まずは，ヨーガの狭義の定義を「人生をより充実して生きようと願って始めたプラクティス」として，現在の歴史的過程と，ヨーガがどのように広く実践されるに至ったのか考察したい。本書の執筆時点では，ふつうのヨーガは主に筋肉を強化しストレッチするためにさまざまな体のフォームを利用した体の鍛錬として実践されている。そのような身体性の強調に加えて，現在も行われているほかのヨーガとの共通点は，呼吸のプラクティスとして知られるマインドフルネスがある。マインドフルネスは，本質的に注意の意識化と同義語である（マインドフルネスについては第2章で扱う）。TSYはこれらの構成要素をすべて取り入れている。TSYに携わる人は，これらの構成要素を含んだ，より多くのものを生活から得るだろう。TSYは，体のフォームに焦点を合わせ，簡単な呼吸のプラクティスを用い，意識に注意を向ける要素をすべて含んでいる。これらの点でTSYは今ある多くのヨーガ教室と似たものだろう。しかし，多少の検討する価値はあるものの，TSYをほかのヨーガと区別するものは，表面上の特徴よりも，むしろヨーガがどのように提示されるかというところにある。ヨーガが複雑性トラウマの治療になるか否かは，ヨーガの提示方法次第である。

　本書の内容は，ヨーガが複雑性トラウマの治療となるように提示する方法に焦点を合わせている。しかしまずはTSYを特徴づける一般原則に目を向けることから始めよう。平均的な各地の都市でよく見かけそうなヨーガ教室を「ふつうの」ヨーガ教室として，その特徴と比較しながら，TSYの一般原則を提示したい。もちろん現実のヨーガ教室がすべて一様ではないことは，私もよく理解している。TSYとふつうのヨーガ教室でフォーム，呼吸，マインドフルネスが提示される方法を比べながら，両方の文脈で言葉がどのように用いられるかについても考察を進めよう。

フォーム

　ふつうのヨーガ教室では「ポーズ」という用語は，たいてい各姿勢のエクササイズを示すのに用いられる。つまり，木のポーズ，ハッピー・ベイビーのポーズ，鷲のポーズ，などである。だが私たちは，性的あるいは搾取的な方法で虐待加害者に対し文字どおりポーズをとらされてきた人々とヨーガに取り組むためには別の用語を見つける必要があると悟ったのだった。性的搾取の経験がないベテラン（訳注：退役軍人のこと）のようなクライアントでさえも，「ポーズ」という言葉により，TSYのプラクティスが内から感じられるのではなく外側からの外見されるものという意味になり，プロセスが外在化になりかねなかった。こうした理由から，私たちは姿勢のエクササイズを示すのに「フォーム」という用語を使うに至ったのである。したがって，この先でもこの用語を用いることにする。

　TSYでは，ふつうのヨーガ教室でも見受けられるようなフォームを用いるが，強調するのはフォームそのものではない。つまり，焦点はフォームの外面的表現ではなく，むしろ実践者

の内面的経験にある。「フォームを正しくすること」やヨーガ教師や臨床家といった外部の権威を喜ばせることは眼中にない。そのかわり実施するフォームで実践者が知覚する経験に焦点を合わせている。「外面から内面へ」というこの類の方向づけは，TSYを複雑性トラウマの治療とさせる重要な転換点のひとつである。私たちは，本書の論点で繰り返し，ここに立ち戻るつもりである。私たちのすることや語ることすべてにおいて外面よりも内面の知覚に価値を置くことで，力動についての明快なメッセージを送る。TSYでは，力は個々人の主観的な範疇にあるもので，誰かに示すことや教師を意識したものではない。

　そのため，私たちはフォームについて誰かの考えに合わせようとはしない。ひたすら私たちが何かを感じる機会をもてるように，私たちの体ができるさまざまな姿勢といろいろな動作方法を試みる。しかしフォームや体を基礎（form-based, body-based）とするTSYの性質は，プロジェクト全体にとって決定的に重要なものといえる。トラウマ・サバイバーの治療の過程が認知の文脈ではなく，臓器的で体を基礎（body-based）とするヨーガのフォームの文脈で必ず取り組もうとすることが，その一部として特別な価値をTSYに与えているのである。このことは否定しようのない事実である。たとえば想像してほしい。あるクライアントは，ここ数カ月間，仕事の昼休憩時に空腹かどうか感じられず，このことが自分にとても大きな不安を引き起こしていると語っていた。そのクライアントは，食にまつわる動揺から，子どもの頃に満足に食べさせてもらえなかったことを思い出したと語るかもしれない。セラピーのセッションでは，このように何らかの方法でその意味を見出そうとしながら過去の経験について話して過ごすのは可能かもしれない。またセラピーのセッションを利用して，クライアントが昼休憩時に空腹かどうかわからなかったときに何をするか対策を考えることもできるだろう。ほかにもクライアントにとっての食の意味について話し，セッションを食べ物にまつわるトラウマ体験が基底にあるか考えることで過ごせるだろう。この事例のように，食べ物に満足できずわからないことと過去のトラウマとを結びつけるかもしれない。これらは過去をじっくり見つめ，未来を描き，意味を創造しようとすることである。それぞれに治療上の価値があるが，疑いようなく抽象的で，理論的で，認知に基づくエクササイズといえる。

　さらにTSYはいくつかの核心的論点を検討する異なる糸口の可能性を提起している。クライアントとセラピストはセッションの一部を利用して，地面に足をつけたり，筋肉の曲げ伸ばしを感じたりといった，何かを感じるためのプラクティスにヨーガのフォームを用いてもよいだろう。クライアントはあなたに空腹を感じることができない苦悩を伝えるが，あなたとクライアントはTSYを用いて，その瞬間に体内の適正な何かを感じ，現実的にするべきことを選択するプラクティスが行える。このような介入やプラクティスに意味をもたせるには，この問題が何らかの内的状態を感じられないひとつの状態であり，特別に空腹だけを感じられないといった単純なものではないと理解する必要がある。この事例であれば，私たちが空腹を感じて反応するのと，まさに同じ体のメカニズムにヨーガのフォームを用いて影響を与えることができると理解している。そして体で感じてするべきことを選択するプラクティスが可能である。実際に私たちはトラウマ・センターにおけるTSYの経験から，筋肉が何かしていると感じる

ことは，空腹を感じることと等しいもので，有効であり重要であると認めている。

　多くのふつうのヨーガ教室では，フォームをより長く保つことやより深く伸ばすこと，教師の考えにあなたの体をすっかり従わせることのように，フォームそのものに関連した目標がある。しかし，より詳しく前述の見解を第2章で深めるが，ここまではフォームそのものが重要なのではなく，TSYの文脈でフォームに意味をもたせる体の経験を感じさせることが重要なのである。

呼吸

　TSYでも呼吸を試してみるが，呼吸する方法は指定しない。つまり，ファシリテーターはある呼吸法が別の呼吸法よりも本然的に良いとはみなさないので，具体的にこれといった提示をしない。多くのふつうのヨーガ教室では，呼吸が高度に規定されており，ある呼吸法がほかよりも「良い」ものとして提示され，目標は「より良い」方法で呼吸することにある。たとえばヨーガ教室へ行くと，教師が「吐く息を長く伸ばして，こうすることで落ち着きを保てるでしょう」と言うのを，耳にすることがよくある。これにより，長く息を吐くことは短いよりも良いという見解を生徒に意識させる。かつて，トラウマ・センターのある臨床家がベテラン（退役軍人）とTSYをしていたときに，吐く息をほんの少しだけ長くするように勧めたことがある。そのベテランは非常に動揺し，海軍では息を吐くときに銃の引き金を引くよう教育されていた，と語った。彼は狙撃手で，自分の吐く息にあわせて多くの人々の命を奪ってきたのである。彼の場合，ヨーガ教師や臨床家が何と言おうとも，長く時間をとって息を吐くということは平静や安心をもたらすものではなかった。このベテランは長く息を吐くことで，とても大きな不安を引き起こしたのである。このことは複雑性トラウマの治療における私たちの重要な教訓となった。つまり，クライエントの主観的経験というものが，プラクティスのありようやあるべき方法といった，どんな外側からの見解よりも重要なのである。TSYの呼吸は，フォームと同様に，結果へのいかなる強制や期待もなく，選択を試みる機会として提案されるものである（呼吸については第6章と第7章で扱う）。

マインドフルネス

　マインドフルネスについてのひとつの簡潔な定義は，対象（例：音，におい，味，情動，身体的経験）へ向けた注意の意識的方向づけ，である。マインドフルネスを現代的に擁立し普及させたJon Kabat-Zinnは，「マインドフルネスとは，特殊な方法（意識的に，今この瞬間に，判断を下すことなく）で注意を払うことを意味する」と述べる（Kabat-Zinn, 1994）。ふつうのヨーガ教室でマインドフルネスが持ち出されるとき，それは体ですることへの注意から，考えていることや湧き上がる感情に注意を払うことまでいろいろあるだろう。私たちもTSYにおいて注意の意識的方向づけを試みるが，マインドフルネスの対象はいつも変わることなく

「体の経験」である。私たちは，ほかのいかなる対象（思考，感情，情緒，視界，音，におい）にも関心を示さない。TSYでファシリテーターが注意の方向づけを推奨するときは，必ず体で感じられるものへ向かわせる。こうした体で感じられる経験への注意を示す言葉が「内受容感覚」である。内受容感覚は，おそらくこの本全体においてもっとも重要な用語である。第2章以降で内受容感覚について述べるつもりである。今のところは，私たちがTSYでマインドフルネスについて語るときは，いつも内受容感覚と結びつくものと考えていただきたい。

言葉

　TSYファシリテーターの言葉はとても重要であるので，細心の配慮と綿密さをもって選ばれなくてはならない。ふつうのヨーガ教室ではたいてい，「右腕をあげて」，「右脚を前に」，「左脚を後ろにして」のような指導や指示が多く用いられているのを耳にするだろう。だがTSYでは，けっして指示の言葉を用いない。そのかわり，私たちは推奨する言葉に置き換えて伝えるようにしている。TSYではヨーガを「する／しない」も含めてすべて，クライアントに推奨して誘う言葉を用いる。そのため，TSYの導入には，「ヨーガを少しやってみませんか？」というのが適切な言い回しになる。そう伝えてからクライアントの「はい」，「いいえ」の選択に応答する必要がある。クライアントが「わからない」と答えるのも，たいへんもっともな返事といえる。なぜならば，その体を用いて何をしたらよいか「わからない」事態は，私たちがよく出会う複雑性トラウマの共通現象だからである。そのような場合，あなたはクライアントといっしょに，本書を参照してみるのもよい。本書の第1〜2章分の写しを渡して家に持ち帰ってもらい，興味があれば読むように提案してもよいだろう。鍵となるTSYのポイントは，あなたが勧めることにはいっさいの指示の言葉がないということである。

　あなたがフォーム自体に慣れてきたら，ファシリテーターとしていつも合図を「もしよければ」とか「準備ができたならば」といった推奨の言葉から始めてほしい。たとえば，「もしよければ，片方の脚を持ち上げてみてもよいですよ」，あるいは「準備ができたら，両腕を持ち上げてみたいと思うのもよいでしょう」というようにする。この言い方で伝えると，生徒側はどの動きにも「私は足を上げたいのか？」とか，「私は両腕を持ち上げる準備はできているか？」と自分自身に問うことになる。すると，クライアントは両腕を上げる準備がまだできていないと判断し，しばらく小休止するかもしれない。トラウマを抱えた人々は，体を用いてすることについて，こうした類の決定をすることに慣れていないかもしれない。推奨の言葉があっても，何がしたいかわからないので応じるのが非常に難しいかもしれない。こういうことは，とてもよくある。しかし，クライアントを心から招き入れ，クライアントのしたいこと・したいときを尊重する機会を設けることも治療の鍵となるのである。

　あなたがこのような推奨の声かけを習得し，それに徹するならば，クライアントは自分の体を用いてすることに責任があることを学ぶだろう。これには，クライアントが何時どのような理由からでもTSYを止めることが可能であるという事実を含んでいる。あなたはクライアン

トの判断でフォームを止めてもかまわないことを忘れないようにしよう。クライアントがその体で行うことを教えるのではない。クライアントは，あなたのサポートを得て，自分自身でそれを解決するのである。たとえば，あなたがTSYのファシリテーターとして携わっているときに，クライアントがプラクティス中にどこかイライラしたり動揺したりしてきていることに気づいたとしよう。あるいはクライアントが自分でそう伝えてきたとしよう。おそらく，あなたはクライアントが自分自身で決める機会となるように，そのときのプラクティスを中断したいと思うか訊ねるだろう。あなたから選択を提示したとしても，クライアントにはコントロールできる余地が保証されているのである。TSYを導入するすべてにおいて推奨の言葉を用いてほしい。クライアントが推奨されて自分の体ですることは，クライアントのコントロール下にあるのである。

TSYは，ほかのソマティック（身体的）モデルとどのように異なるのか？

　ここまでTSYがふつうのヨーガ教室と異なる点をいくつか明らかにしてきた。次に臨床の領域へと話題を移そう。この20〜30年で開発された，トラウマに対し体に基礎（body-based）を置く介入法のなかにTSYがどのように適合するのか説明したい。トラウマ治療の分野では，認知を強調された精神の力動を扱う心理療法モデル（つまり，セラピストとクライアントの間で話す内容や，誤った思考パターンと思われるものにクライアントを暴露させて変容させることを中心とするモデル）がまだ主流であるが，ソマティック（身体的）な介入法が次第に興隆をみせている。私が述べる「ソマティック（身体的）」とは，何らかの点で体を包含し，指向し，認める臨床的介入法の意味に限定して用いている。なぜならば，とても見事に考案されたソマティック（身体的）技法には，（Thomas Hannaの業績のような）体の痛みの緩和に特化して用いられるものやそのほか（Don Hanlon Johnsonの業績のような）さまざまなものがあり，とても広範囲で扱い尽くせないからである。こうしたものまで含めると，具体的な技法について語るよりも，「ソマティックス」という全体領域の枠組みについて述べなければならなくなる。したがって，私は心理学的トラウマの治療で使用する特殊な技法をもつ，よく知られた3つの介入方法に絞って言及したい。

　ハコミ・メソッド

　開発者のRon Kurtzは本来マインドフルネスの実践であると説明しているが，このメソッドも間違いなく体を用いて取り組むものである（Kurtz, 1990）。Kurtzは，クライアントが怯えるときに，肩を怒らせるような情動と結びついた身振りをよく見せると指摘している。Kurtzは，感情を随伴したこれらの身振りを「自発的な対処行動」と表現した。Kurtzの見解からすると，自発的な対処行動は判断するものでも変えるべきものでもなく，むしろ何か気づくことや意識させることはもちろんのこと留意すべきことなのである。TSYは，この判断を伴わない気づ

きという面を同じくするが，私たちの焦点は体であって，体の経験に関する意味づけにはない。

感覚運動心理療法

開発者のPat Ogden（Ogdenは，1981年にハコミ協会をKurtzと共同設立した）は，感覚運動心理療法を「身体に根差した対話療法（トーク・セラピー）」と説明する。Ogdenは，ヨーガと舞踊を素養にもち，トラウマ・サバイバーとの臨床活動にその感性を取り入れた。ハコミ・メソッドと同様，感覚運動心理療法は情動体験の身体表現について取り組むことに膨大な時間を費やすものである（Ogden, Minton & Pain, 2006）。すなわち，体がトラウマに関わる情動価（訳注：感情価とは，あるものにより喚起される感情を陽〔正〕と陰〔負〕の両極として評定するもの。情動性とは，喚起される情動の程度）をどれほど含有し表出しているかを探るようにする。そして，有資格の臨床家の手引きによってどれだけ体をその情動的な苦悩との調停に利用できるかについて時間を費やすようにする。

ソマティック・エクスペリエンシング（Somatic Experiencing : SE）

その創設者であるPeter Levineの見解では，草食動物は（捕食されるかもしれない）慢性的ストレスに曝されているのにトラウマ症状を示すことが滅多にないという観察からSEを考案したと説明している。Levineは，草食動物は身震いのような行動をとおし，文字どおり体を利用して身体（システム）からストレスを取り去ると考えた。Levineは，多くのトラウマを抱えた人々は草食動物と同じ身体資源を有しているが，何らかの理由で身体の方策が活用できないため，生体内でトラウマが身体的に残留すると考えたのである。SEのねらいは，クライアントが体に備わっている治癒力を利用できるよう助けることにある。SEはTSYに似てトラウマについて語ることは求めず，癒しを促すため体に重点を置いている（Levine, 1997）。

　これらソマティック（身体的）な技法や体を意識した技法は，それぞれ程度の違いこそあれ，クライアントの治療過程に役立つ情報を含んだ体の経験を考察し，その情報に接近を試みている。問題としているのが（Ogdenの研究でのように）それまで体に封じ込められて表現できずにいる身体的感情表現を同定し行動に起こすことだろうと，または（Levineの研究でのように）トラウマが神経系に残した刷り込みを解放するよう体を動かすことのできる方法を考え出すことだろうと，これらのセラピー技法の中心には明らかに体というものを介在しているのである。

　治療過程で体を中心に意識したものであるから，TSYはトラウマ治療の中でもソマティック（身体的）と呼べるものにあたるといえる。しかしながら，トラウマ治療に対するこれらソマティック（身体的）アプローチとTSYとのいくぶんかの違いを説明することはTSYの理解に役立つだろう。私見だが，上記に示した3つの方法論は，究極的にはすべて体の経験の外側から意味づけするか，どこか処理されないままの過去の記憶や経験の文脈に体の経験を位置づけようと試みるものといえる。トラウマの文脈で記憶について語るときは，往々にして，情動について議論するほうが適切であろう。つまり，Kurtz, Ogden, Levineらは皆，トラウマ記憶が主に情動として符号化されること，これら情動が体に媒介されていることを示唆している。こうして体の経験は情動内容とむすびついているので重要となるのである。そして3人の治療

はすべて，主に体を用いて情動との関係性を変えようとしている。すなわち，情動内容を表現したり解放したりするために体を用いて何かをするのである。重要なのは，上記で挙げた3つの方法論が，西洋の心理療法や心理学といった，かたくなに認知を強調する領域で研鑽を積んだ人々によって開発されたということである。もし情動状態を認識できるなら，そのコントロールができるし，コントロールができるなら苦悩しないだろう，という発想である。つまり，これらの治療法は，体自体が目的ではなく，トラウマに関わる情動価を認知的に理解する扉として体に接近するのである。だからといってソマティック（身体的）な技法があまり有益ではないということではない。これらの方法は，トラウマの治療と癒しの取り組みに卓越した貢献をなしてきた。しかしながら，これらは，結局のところ意味生成のパラダイムであるといえる。たとえば，「私は怖かったので肩をすくめる」とか，「私は加害者を殴っていないし，そのことが私の体に封じ込められているから目の前の人を殴りたくなる」とか，「私の背中はそこに封じられたトラウマ記憶を解放していないために張りつめている」といったようにである。これらは治療のために体を焦点化することとはまた違っており，TSYとは根本的に異なるといえる。

　TSYにおいては，体の経験を意味づけようという試みはいっさいしない。TSYは，体のフォームと関わる情動内容には関心をもたない。つまり，「〜なので……（例：怖いので肩をすくめる）」がないのである。大切なのは，シンプルに「まさに今」という体の経験をし，それに気づくことであり，いったん感じられたら，それから何をするのか選ぶこと，そして選択をもとに行動することである。感じること，選択すること，行動することにより起こる力の動き方については説明したいことが山ほどある。だが今のところTSYは，よく知られた意味でのトラウマの情動的内容を「処理」したり，トラウマを「理解」しようとしないことが伝われば十分である。TSYでは，体で感じられるものを物語や情動に変換しないところに大きな臨床的価値を置いている。先に示したソマティック（身体的）な技法はすべて，体の経験を認知的体験に変え，結局は過去に経験したトラウマと関連づけて，現在の私たちが体を用いてしていることを理解しようとすることになってしまう。だが，TSYはクライアントにいくぶん異なった機会を提供するものである。つまり頭で意味づけるのではなく，体で経験することを狙っている。読者に考えてほしいことは，必ずしもトラウマ治療に体の経験を意味づける必要はなく，体の体験の余地があるかどうかというだけである。TSYを用いる私たちの取り組みは，そのような経験の余地が存在し，そのことがリカバリーと癒しのプロセスに大きく寄与する可能性を示しているといえる。

TSY の理論的基盤

　TSYは，体の経験をもつことがトラウマ治療の一環として役立つだろうといった単純な直観に基づくのではない。トラウマ理論，神経科学，愛着理論という3つの臨床論が直接のTSY

の理論的基盤となっている。それぞれを詳しく見てみよう。

トラウマ理論

　ヨーガと同じくトラウマについても古くからの伝承がある。それこそ古代の叙事詩から哲学的思索，または治療的介入に至るまで，地球上のあらゆる文化のなかで何千年と記述され考えられてきた。トラウマは，さまざまに呼称され，いろいろな見方で理解されてきた。確かなのは，歴史の黎明期から人類は圧倒され，恐怖し，そして人生を変革する体験としてトラウマを経験してきたことである。私たちの先祖が長い間トラウマに向き合ってきたという事実や，トラウマがけっして新しい現象ではないという事実について考えることは役立つだろう。だが，私たちの目的に即し，治療可能な心理学的な失調としてトラウマを意識した，1970年代後半に起こった近代医学モデルから話を始めることにしたい。具体的には，次のトラウマの再発見について関心を寄せよう。心的外傷後ストレス障害（PTSD），複雑性PTSD（CPTSD），特定されない極度のストレスによる障害（飛鳥井 監訳『PTSD治療ガイドライン』より）（Disorder of Extreme Stress Not Otherwise Specified : DESNOS），複雑性トラウマ，発達性トラウマ障害（Developmental Traumatic Disorder : DTD），である。私は，これらのトラウマ分類はすべて相互に関係があり，互いに補足しあったり影響を与えたりする，似たような現象を指していると考えている。関係性の文脈で発生するトラウマは，人間にとって格別に破壊的であり，その多面的な影響のために治癒の方法にも広い範囲の理論的基盤が求められるのである。

PTSD は単なる始まりにすぎない

　トラウマの近代的な理解はPTSDとともに始まったと指摘できる。したがって，この話から始めよう。現在，PTSDは心理学的トラウマに関するもっとも一般的な医学用語である。本書の執筆時点で，トラウマに直接関わる唯一公的に認められたものとして，『精神疾患の診断・統計マニュアル第5版（DSM-5）』や医師用の卓上参考書（PDR）にPTSDが明記されている。そのため，PTSDは，心理学的トラウマに直接関係する診断の中で現在のアメリカの保険会社が認める唯一のものである。そのため臨床家が保険会社へ費用請求することのできる唯一のトラウマ関連の症状といえる。これ以上の言及はしないが，重要なことなのでこの金銭的相互関係をここに特記しておきたい。

　PTSDの診断自体は，1970年代後半にアメリカ合衆国で考案され，主にベトナム戦争から帰還した男性退役軍人を治療していた臨床家によって1980年『精神疾患の診断・統計マニュアル第3版（DSM-III）』で成文化された（Andreasen, 2010）。私たちの目的にとってPTSDのもっとも注目すべき要素は，診断が症状（例：再燃するフラッシュバック，出来事に関わる記憶の回避など）に基づいており，サバイバーが自分の安全に対する直接の脅威を認識したか，誰かほかの人間の生命が脅かされる状況を目撃したこと以外は，サバイバー特有の状況を考慮しないことにある。言い換えれば，PTSDの引き金となった出来事が，竜巻か，自動車事故か，

身体的暴行か，家庭内暴力かなどは，PTSDの診断の観点からすれば問題ではない。

　PTSDの診断が確立してからは，ひどく苦しんでいた人々が治療を受けるための新しい門扉が開かれた。これは疑いようのない良いことであった。しかし，話はそこで終わらない。Lenore TerrやJudith Hermanといった当時の聡明なセラピストたちは，医療制度に支持された表面的な診断と，彼らがオフィスで実際に出会う人々との間の違いに気づいていた。具体的に見逃していると思われたのは，文脈（コンテクスト）であった。つまり，ただ一度きりの自動車事故に遭った患者であればPTSDとみなされるのに，関係性の文脈の中で他者から繰り返し虐待されてきた患者や何度も拷問を受けたサバイバーでは症状が異なっていた。特にHermanは，関係性の文脈で起こり，長期的な特徴ももち，外傷的出来事が一回きりではないトラウマへの注意を喚起し始めた。Hermanは，そのような状態について「監禁状態」（訳注：特に心理的支配をハーマンは項立てして説明している）という言葉を用いた。またHermanは，監禁状態でトラウマを受けた人々が自傷，爆発的慣怒，外傷的出来事の記憶喪失，恥，加害者との関係ばかり意識する，自己保護（セルフ・プロテクション）失敗の繰り返し，意味体系の変容といった特有の症状を呈すると指摘した。精神科医としての臨床経験でHermanが診たこれら症状の大半は，『精神疾患の診断・統計マニュアル』のPTSDの項目に記されていなかった。Hermanは，実際の診察室の経験について説明するために，複雑性PTSD（CPTSD）と呼ぶ新しい枠組みを考案する必要があったのである（Herman, 1992）。

PTSDの向こうに

　心理学的トラウマの分類のさらなる発展は，臨床家が成人の複雑な症状と子ども時代のトラウマ体験との結びつきに気づくようになったところから始まった。これらの一貫した非常に広範な症状の臨床的観察から，特定されない極度のストレスによる障害（DESNOS）と呼ばれる分類が誕生した。繰り返すが，CPTSDと同じくDESNOSは公式に認められた診断ではない。むしろ，トラウマを抱えた人々を治療する臨床家による，実際の経験から認められた現象であった。最終的に，CPTSDの症状群と部分的に重複するDESNOSの症状の一群が設けられることになった。そして，このことによって自己破壊行動や慢性疼痛（どちらの症状も体で再生される）のような，TSYの開発に影響する新たな特性の記述が加わったのである（Luxenberg, Spinazzola & van der Kolk, 2001）。

　それから数年にわたってDESNOSは研究され，著述され，普及し，その結果，複雑性トラウマという新しい名前で臨床現場に浸透した。複雑性トラウマは，「〈滝〉のごとく連鎖的に増幅しながら交錯するトラウマへの暴露，衝撃，（不）適応」（Spinazzola, Habib et al., 2013）と形容されるような紛然たる状態トラウマとして，さらに重要な臨床観察を加えた。つまり，ひとつのトラウマ体験が雪だるま式に増え，さらなるトラウマ体験につながる傾向があった。連鎖的に増幅するトラウマの影響は，たとえば子どもが家庭で長期にわたり身体的虐待を受け，自分の傷を誰にも見られたくないという理由から学校を休み，そのため同級生からはるかに遅れを取って留年や補習プログラムの扱いになる事例を想像すれば理解できるだろう。補習プロ

グラムにでること自体が仲間はずれや大人からの評価につながり，それがきっかけとなり反社会的行動などに結びつくかもしれない。連鎖的に増幅するトラウマの影響という非常に重要な概念に加え，複雑性トラウマには，子ども時代に慢性的な虐待とネグレクトを受けた成人のサバイバーに一貫する非常に詳細な症状の列記が登場した。例を挙げれば，社会的孤立，皮膚接触のとりづらさ，身体内部の状態を自覚したり説明したりすることの困難，意識状態の明確な変化，物質乱用，視聴覚の問題，恥や罪の意識，といったものである（Cook, Spinazzola et al., 2005）。こういった症状はDESNOSに盛り込まれており，これらにより，PTSDが初めて医学用語に導入された1970年代後半から発展した心理学的トラウマについての理解が，いっそう子細に及ぶようになったのである。

　TSYの展開に関わる心理学的トラウマの最近の決定的な話題は，発達性トラウマ障害（DTD）である。DTDとは，CPTSDと同じく関係性の文脈でトラウマ体験した人々に注目した診断枠組みであるが，DESNOSと複雑性トラウマのように，子ども時代の経験について明確な言及がある。特に，DTDは子どもに適用するよう，また『精神疾患の診断・統計マニュアル』に加えられるよう提案された診断である。列記された症状はDESNOSと複雑性トラウマの文献を基にしており，この臨床的解釈は治療プロトコル（実施要項）に影響する（Ford, Grasso et al., 2013）。症状についてはもう聞き慣れたかもしれないが，DTDを公的な診断にしたい専門家たちが挙げるのは，一貫性はないが注目すべき脳の変化に加え，感情と行動の調節不全，注意と意識の混乱，自己認識のゆがみ，対人関係の困難という症状が含まれている（D'Andrea, Ford et al., 2012）。さらに，DTDの枠組みは，対人相互関係に関わるトラウマの側面を前提としている。この類のトラウマは，特に力のある成人と力のない子どもといった，関係の文脈のなかで必ず発生するからである。

　私は，Hermanが初めて示したトラウマの再発見からDTDに至るまでずっと，究極的にはひとつの現象を述べようとして浮かび上がってきたものと考えている。この現象は，各部分が結果的に全体を補完して説明する，いくつかの部分から構成されている。複雑性トラウマという用語ならば現在の臨床事例にみられるすべての枠組みを大なり小なり含んでいるように思われる。よって，この統合された現象をあらわすものとして，特に複雑性トラウマという用語を使用したい。

トラウマ治療の文脈におけるエンパワメント

Judith Hermanは相互関係的で長期的なトラウマをひとつの現象として解明し始めたが，さらに重要な治療側面をつきとめようとしていた。彼女が見出そうとした治療のそういった側面はTSYにとって大いに実際的な価値をもつ。彼女は，「サバイバーがいくらすぐに最高の関心を示したように思われたとしても，サバイバーから力を奪い去る介入にはリカバリー（回復）を促しうるものなどない」(Herman, 1992, p.133) とした。Hermanは，トラウマを抱える個人の治療過程のパワー・ダイナミクスについて熟慮するように強く求めている。パワー・ダイナミクスとは関係性上の問題であるが，必ず個人間（対人）相互作用と個人内相互作用という2つの異なる側面がある。個人間（対人）相互作用のパワー・ダイナミクスは，2人の人間の間で起こる。関係上，誰が力をもち誰が力をもたないのか？　関係のなかでは力がどのように割り振られているのか？　ということだ。個人内相互作用のパワー・ダイナミクスとは，私と自分自身との関係のことである。私は自分自身についてどのように感じ，どのように関わっているか？　私は私の状況を変えることができるか？　変えようとしたければ感じ方を変えることはできるか？　こういった類の関係性は，どちらも複雑性トラウマ治療でTSYを使用するのにとても重要である。TSYファシリテーターは，常に次のことを考えなくてはならない。私のしていることはクライアントを力づけているか？　それとも力を削いでいるか？　ヨーガは，セラピーと同様に力を与えもすれば奪いもする。特にトラウマ治療の文脈でヨーガによって力が削がれる例としては，人々が体を用いて「何かすべき」と言われることである。TSYでは，クライアントが体を用いて安全に何かしてみることができ，何をすべきか言われることなく，彼らが感じられるものを感じる練習ができる空間を作ろうと努めている。ヨーガ教師にとって，生徒に何が最良かわかっていると思うことは，かなり心惹かれるものである。しかし，このことは私たちが注目し，TSYからはいっさい無くしてしまいたい傾向である。私たちがクライアントへ体を用いてすべきことや感じるべきことを伝えたならば，彼らサバイバーが「すぐに最高の関心を示したように思える」としても促進的に寄与することはなく，むしろ自身の経験を承認する権利がないという，力を奪い去るトラウマのパラダイムを強化することになるだろう。

TSYの文脈で力を与えることとは，ヨーガのフォームの体験でありそうなことやあるべきことについて，外側つまりファシリテーターの経験や見解から押しつけるのではなく，クライアントが自身の経験をもつ余地を与えることを必ず伴う。TSYファシリテーターならば，フォームを用い，自分自身の心からの経験をもつけれども，クライアントにそれを押しつけないことが重要である。

トラウマの神経科学

　　ひとつ明確なことがある。理性的な，執行部である脳，つまり心であるこの部分は心理
　　療法の過程に携わるためには機能を果たせる必要があるが，感覚を押し殺したり，情動の
　　覚醒を統制したり，定着した行動パターンを変更する力はかなり乏しい。
　　　　　　　　　　　　　　　　　　　　　　　　　　　——Bessel van der Kolk（2006, p.5）

　　TSYの発展の歴史の大部分は，現在の神経科学の指向と関わっている。神経科学の分野は
未だ最初期の段階にあるけれども，研究者たちは，外傷的体験に曝された結果として哺乳類の
脳に何が起こるのか，そしてそれがとても破壊的なものであるという全体像をとらえつつあ
る（Bossini, Tavanti et al., 2008 ; Long, Duan et al., 2013）。トラウマ暴露の結果として脳の多
くの部位に重大な影響が観察されている一方で，TSYを支持するもっとも重要な神経心理学
の見解も見出されている。なかでもその論文で島皮質の一部と前帯状皮質を含んだ「内受容意
識の経路」や「内受容感覚経路」とまとめて言及される脳領域がある（Khalsa, Rudrauf et al.,
2009）。内受容感覚については，後の記述で取り上げるが，第2章でも理解を深めるつもりで
ある。それまでは，内受容感覚について自己の内部の感覚，つまり皮膚の内に包まれた自己の
活動を感じる能力に焦点化した注意の実践と考えてほしい。たとえば，心拍，おなかが鳴る
音，筋肉の伸張を感じることが内受容感覚である。内受容感覚を理解する興味深い方法のひと
つに，神経科学者のA.D.（Bud）Craigのものが挙げられる。彼の言う「繊細な自己」の経験
を私たちに引き出してくれるものが内受容感覚からの情報であるという（Craig, 2010）。内受
容感覚によって，具現化された自己である大脳皮質上の情報が得られることがトラウマ治療の
文脈で特に重要なことであると研究者によってわかっている。それは内受容を行う能力に関係
する脳部位がトラウマにより深く損なわれていることである。たとえば，スクリプト駆動とい
う症状誘発研究でRuth Laniusと同僚らは，「PTSDをもつ被験者は，視床，前頭前皮質，前帯
状回〔内受容経路の一部〕において脳活性レベルが対照群よりも低値を示した」と指摘してい
る（Lanius, Williamson & Densmore, 2001, p.1921）。別の戦闘退役軍人（ベテラン）関連の研
究では，PTSDの統制群はPTSDのない対照群よりも左島皮質と前帯状回で灰白質の体積が少
ないことが判明している（Herringa, Phillips et al., 2012）。彼らは，この調査やほかの研究か
ら，トラウマ・サバイバーが自分の核となる存在感覚，つまり実際に体があるという感覚から
深く分断されており，これが複雑性トラウマとPTSDに関わる苦痛の大きな原因と思われると
指摘している。本質的に，この脳についての調査は，トラウマを抱える人々では信頼できる自
己，感じられる自己が失われていることを示している。すなわち，自分自身や関係性，彼らを
取り巻く世界を安全に経験する基盤をもっていないということを示唆するのである。内受容を
感じられず，そのため予測不能な体に生きる感覚とは，いったいどのようなものなのか？　感
じられず予測不能な体に生きることについての説明は，複雑性トラウマとは何かを説明するひ
とつの妥当な方法だといえよう。

関連する別の神経科学的調査には，van der Kolk の研究所によるものがある。トラウマ患者にトラウマを想起させるものを暴露させ，そこで研究者たちは「左前頭前皮質，特にブローカ野という，脳の発話を司っており，人が考えたり感じたりしたものを意思伝達するのに必要な領域で，活性の相対的な低下があること」を見出した（van der Kolk, 2006, p.2）。そこで神経科学では，トラウマを抱える人々が自分の体から疎外されているだけでなく，ブローカ野への影響のために彼らは自分の経験について語ることができないかもしれない，という状態像を提示する。この示唆は，ふたつの含みがある。ひとつは私たちが，トラウマを抱えた体に生きることとは実際どのようなものかということにもっと注意する必要があるということである。もうひとつは私たちが，対話を基本とした治療や厳密に認知を意識した治療のほかに，トラウマを抱える人々のためのより幅広い治療法を必要とするということである。

　2011年，トラウマ・センターで van der Kolk の指揮のもと，私たちは複雑性トラウマを抱える成人8名の小集団で20週間の臨床試験を実施した。参加者全員が機能磁気共鳴画像（fMRI）スキャンを行い，そのうちの6名が20週間の TSY に参加した。20週後，8人全員がもう一度 fMRI スキャンを受けた。そこで示されたのは，TSY を受講した実験群は対照群よりも内受容感覚経路部分（左島皮質，右視床，右中腹側前頭前皮質）の活性が高かったという結果であった。これを受けて，私たちはいち早く次の調査へと興味をもつに至ったのである。

愛着理論

> 　母親の応答によって自分がやりとげたい目的を達成できた乳児は，自分に起こることをコントロールできるという自らの能力への自信が発達する。
>
> ──Mary Ainsworth (1979, p.933)

　最後の TSY の理論上の基盤は，愛着理論である。最初に複雑性トラウマを生じさせるのも関係性であり，癒しという点で関係によってもたらされる可能性も関係性である。これらの関係性の役割へ特に照準を合わせた枠組みが愛着理論である。愛着理論とトラウマ理論とはある程度同じ方向性の軌道で発展した。同時に，そのいくつかの地点でこれらは交差し，多くの点で合流してきた。愛着理論は，関係性の重要性を理解させる明確な方法を説明するが，その方法はそのまま複雑性トラウマの治療の道筋となっている（Blaustein & Kinniburgh, 2010 ; Kinniburgh, Blaustein & Spinazzola, 2005）。明らかに連想され複雑性トラウマへの警鐘となるような部分が，愛着理論にはある。それは，乳幼児が最初期に関係性のなかで経験したことが成人期の行動へ直接関わっていると理解しようとしたことである。特にこの分野の先駆者である Mary Ainsworth と John Bowlby は，主に母子間の関係性に焦点を合わせた。しかし彼らの業績からのちに，「最初期」の関係の理解は，単なる生物学上の母親を超えて拡張した（Karen, 1998）。トラウマの文脈で愛着に関心をもつトラウマ・センターの同僚らは，無力な乳児時代に人間として生き残ることを可能にし，同時に彼らの能力を十分に発達させるという

重要なことを可能にする安全性を作り出すうえで，人間は完全に養育者との関係に依存している という。この関係上の安全と安定がなければ，人間は純粋に生存のために膨大なエネルギーを費やし，結果として正常で健康な発達を犠牲にすることになる（Kinniburgh, Blaustein & Spinazzola, 2005）。数々の研究から，健康な発達を犠牲にして生存をとるというこの代償の結果，有効な手立てを施さないかぎり，若者や成人のサバイバーが健康と幸福に多大な影響を及ぼすような破壊的で衝撃的な体験をすることが明らかになった（子ども時代の逆境的体験〔Adverse Childhood Experience : ACE〕研究のデータはwww.cdc.gov/ace/で閲覧できる）。

　では，TSYはどのように愛着理論に対応しているのか？　何よりも，TSYが作られた土壌となったトラウマ・インフォームドな臨床コミュニティでは，何年にもわたり混乱し不安定であった愛着の影響を癒すことに深い関心をもち続けてきた（前述のほか，Courtois & Ford, 2012）。TSYで起こることはすべて関係性の文脈で生じる。つまり，ファシリテーター／臨床家／セラピスト，と生徒／クライアント／患者，の間でも起こる。TSYは，愛着の問題が根底にある複雑性トラウマの治療にとりわけ適切で，多くの独自の関係性を育む機会を提供している。何よりまず，生徒はいつでも自分の体で行うことに責任がある。たとえファシリテーターがヨーガをベースに導入することを提案しようとも，生徒はその過程でいつでも「はい」や「いいえ」と伝えることができる。乳幼児期のトラウマに関わる調整不全は主に体に宿っているため，複雑性トラウマの治療では関係性の文脈から体を用いてすることをコントロールすることが特に重要となる。なぜなら，乳児や子どもがネグレクトや虐待を受けるときは，とりわけ言語能力が発達するより先んじて起こるため，受けた経験は体に取り込まれるからである（van der Kolk, 2006）。たとえば，空腹の乳児がいて，どんな理由があったにしても親がその子どもに食物を与えられないことが繰り返されると，乳児は体の要求が満たされない経験をするだろう。子どもが，自分の安全を守るために誰よりも信頼を求め，信頼する必要があるはずの人から身体的／性的な虐待を受けたならば，とてつもなく混乱するメッセージが衝撃となって体に吸収される。痛み，よろこび，恐怖，気に入られたい欲求のすべてが，意識上にも意識下にも体のなかで混乱して経験されるだろう。こうした身体感覚は，とても圧倒し，困惑し，混乱させるものとなる。そのため，人は耐えられなくなり，そんな体の感覚をもう感じない未知の領域に追いやるのである。

　TSYで私たちは，クライアントが自分の体を再び感じ始め，所与の状況で自分の体をどうしたいかに気づき始めるように，関係性を利用して安全な空間を提供することに重点を置いている。ファシリテーターは，クライアントが感じるものを信じるようになり，感じるものに基づき自分ですることを選択し，しようと選択したことに基づいて行動をとるよう支持する。またファシリテーターは，クライアントがその行動をとったなら，次にそのプロセスを繰り返すとそれがどのように感じられるかに気づくように促す。結局のところ，このファシリテーターの働きかけは，良い親や主要な愛着対象の働きとなる。すなわち，子どもが感じていることに気づかせること，感じることを基にしてどのように行動するか理解させること，行動を起こすこと，行動の結果をどのように感じるか気づかせてやることを行うのである。だが，ファシリ

テーターが親代わりの役をしようというのではない。このことは，探究し，選択し，私たちがとった行動から学ぶといった健全なサポートの関係が，TSYを促す際に取り掛かるための良い基盤となるという理解に留めるべきである。

　重要なのは，経験上，共に活動をしている大半の人が，この過程のある段階でうまくいかなくなるということである。そのときに，クライアントが流れを取り戻すよう助けるのが，セラピストやTSYファシリテーターを含めた援助者の仕事となる。流れに乗れないことや，何を感じているのか，何を望んでいるのか，何をすべきかがわからないということは，非常に恐ろしくて苦痛な生き方である。TSYで私たちはいつも体の感覚と動きに取り組んでいる。ただし，たとえば空腹感や喉の渇きもまた感じられることであるが，それをいつも感じようとしているわけではない。だが，研究者は，空腹を感じさせる内受容経路が，脚の筋肉の伸縮を感じさせる経路とある程度は同じものと推察している（Craig, 2003）。もし事実なら，私が足の筋肉を感じる練習をするときに，ほかの経路でも自分自身を感じる（センス／フィール）能力の調子を整えているといえる。TSYを実践する者が愛着理論に精通していれば，クライアントとの関係を利用して，クライアントの経験が承認されて支持される安全な空間を作ることができるだろう。そしてこの空間では，クライアントが強制，操作，判断，無視されることはけっしてないのである。

エクササイズをしてみよう——座位の山のフォーム

　これまで長く議論してきたいくつかの概念をまとめる方法として，ここでエクササイズに取り組むことが良いと思われる。なぜなら，究極的にはTSYは経験のプラクティスだからである。

　「もしよければ」，例として座位の山のフォームで試してみてもよいだろう。

　図1.1. のようにフォームをとるため，ファシリテーターは「すっと背筋を伸ばしてください」と伝えることができる。これだけで済みそうである。しかし，トラウマ治療の文脈で，これは何を意味するのだろうか？　もしかしたら，そのような指導で生徒は，「ああ，ここでもそうか。何か体でするように言われた。いつでも，こんなものだ」と受け止めるかもしれない。この類の「指導」は，おそらく幼少期の関係を通じて学んだトラウマの理論的枠組み（パラダイム）を模倣して強化する効力がある。「あなたは自分の置かれた状況に影響を与える力はない」，「言われたことだけして，それ以外しないで」ということになる。先に述べた理論的基盤によれば，このようにクライアントに話すことは，その人にトラウマを負わせてしまうことである。関係性のなかの愛着の力や，神経科学の知見をふまえた複雑性トラウマの影響を顧慮するならば，座位の山のフォームの提示方法についてはまた違った考え方をすることになるだろう。このヨーガのフォームによって新しい類の関係を確立する好機である，ということに気づくかもしれない。それは，担当する者（ファシリテーター）が力の弱い人（クライアント）に

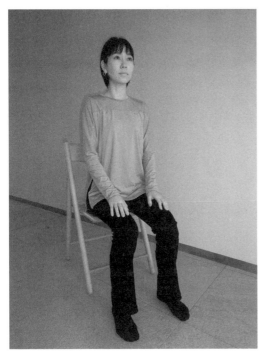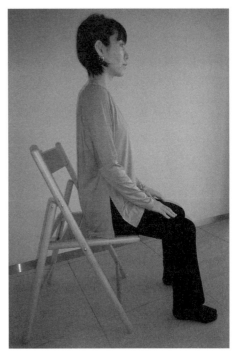

図 1.1. 座位の山のフォーム

コントロールを委ねることである。ヨーガのフォームをするあいだにクライアントが体の中で感じることが，セラピスト／ファシリテーターによってすぐに受け止められるとどうなるのか？　クライアントの経験が操作も強制もされず，ただ承認されるとはどんな状態なのか？クライアントが自分の体で何をするかを実際に選択し，このプロセスをファシリテーターから後押しされるならどうなるのか？

　先の例ならばこれはどういったことになるだろうか？　ファシリテーターは，「もしよければ，試しに背筋を伸ばして座ってみるのもいいでしょう。もしかすると頭のてっぺんから徐々にすっと伸びる感じを確かめられるかもしれません」と伝える。クライアントにこの推奨をしていると同時に，ファシリテーターは同じ力の動きを試して自らの確かな経験をもしている。その過程は，命令ではなく推奨で始まり，ともに取り組む仲間としてほとんど同じ足取りで行う。次に，ファシリテーターは生徒に背を伸ばして座るとどんな感じがするかに注目するよう推奨する。「あなたの体で，この『背筋の高さ』を作り出すために使っているいくつかの筋肉を感じるかもしれません」。クライアントは，何かを感じる，という内受容感覚の経験の扉がただちに開かれるだろう。その後，クライアントはファシリテーターにその経験について伝えることもあれば伝えなかったりもするかもしれない。だが，この時に大事なことは，ファシリテーターが命令するのではなく，クライアントの経験に向けて推奨することにある。TSYの文脈のなかで，クライアントに「自分の背筋をすっと伸ばすために使っている筋肉を感じます

か？」という問いや，より直接的に「そこで使っているおなかの筋肉を感じますか？」と尋ねることはまったくけっこうである。ただしそれは，答えを強要したり，先回りしたり，不必要ではない場合にかぎる。これらに類する直接的な質問は，効果の上では内受容感覚へと急発進させて役立つクライアントもいる。だが，これには強要という危険を伴うといえる。したがって，慎重に進め，クライアントについてあなたの側で何の判断もしないようにしたいし，クライアントがあなたの求めるものと何かまったく異なるものを感じる余地をいつももっておくことをお勧めしたい。

トラウマ理論，神経科学，愛着理論を結び合わせること

　TSYの理論的基盤についての議論を要約すると，トラウマ理論，神経科学，愛着理論の根底にある合言葉は，他者との関係性と自己との関係という「関係性」にあると考えられる。神経科学の知見から考えてみれば，たとえばトラウマが特に内受容経路に起こると思われる影響について考察すると，複雑性トラウマについては，損なわれた自己との関係性を扱っていることが明白である。けれど愛着理論の観点からは，トラウマを生む過程とそれを癒やす過程の両方で他者との関係性の影響を認めるだろう。この点について，神経科学から愛着理論への架け橋として，Judith Hermanがトラウマ治癒においてエンパワメントを強調する観点が好ましく思える。私たちの他者との関係性は，私たち自身との関係性にどのように影響するのか？　私たちは，幼児期の関係性が機能不全であったために力を奪われ，その後，私たち自身との関係性を前進させることにより機能不全を再体験するようになるのか？　これは複雑性トラウマを理解するもうひとつの方法なのだろうか？　複雑性トラウマと愛着理論にまつわる文献は，まさにこのことを示している。一生の自分自身との関わり方を示す工程表（ロードマップ）は，私たちの幼児期の関係性の文脈のなかにある。私たちが何か手だてを施さないかぎり，虐待やネグレクトのあった幼児期の関係性から生じる苦難は，私たち自身との関係性を通じ果てしなく続くのである。

　ACEの研究業績こそ，これほど幼児期の関係性トラウマとその後の人生の機能不全との関係を明らかにしたものはない。これまでACEのデータ集から生まれた研究論文が多数ある。興味をもった読者は，www.cdc.gov/ace/から論文の閲覧が可能である。アメリカ疾病管理・予防センターとカリフォルニアのKaiser Permanenteとの共同研究は，人が子ども時代に暴力，虐待，薬物，アルコール，ネグレクトなどの混沌に多く曝されるほど，その人が認知障害，危険性の高い行動，心臓病，短命になりやすい傾向がある，と明白に示した。これらの有害な健康影響とトラウマの神経心理学的な影響について，発展中の知見に結びつけて考えてみよう。すると，サバイバーは内受容感覚が不全で，得た情報を選択できないため体がうまく機能しなくなると理解できる。医療ケアだろうと，栄養や健康への影響だろうと，私たちのニーズを満たしてやる唯一の方法は，体からのメッセージを感知する力をもつことである。TSYは，そ

ういった内受容感覚のプラクティスの取りかかりを提供する。TSYで私たちは，他者との関係性や自己との関係性があい伴う場でありたいといつも思っている。そして，生徒／クライアントが自己にある中核となるものと，より安全で，より満ち足りた関係を構築するように助けたいと思う。またいっそう前向きとなる健康的な選択ができるよう助ける方法を用いて，生徒／クライアントと意識して関わるように最善を尽くしたいと思っている。これを実行するには，生徒が身体を用いてすることに正しく推奨の言葉を使い，けっして命令しないで内受容感覚に焦点を合わせ，フォームのなかに選択の自由や選択肢を与えることが必要である。

　最後に，重要なこととして注意したいのは，関係性が問題にもなれば，解決にもなりうるということである。不安定な愛着傾向を示す養子の研究で明らかになったことがある。この研究では，あらかじめ里親は子ども主導に関わる方法を教授される（TSYアプローチでの，すべきことを命令しないこと，推奨と選択を重視するところはよく似ている）。里親によるこういった養育技法を経験した子どもは，対照群と比して血中コルチゾール（ストレス・ホルモン）の値が低く，行動上の結果の改善が示された（Dozier, Peloso et al., 2006）。ただし，TSYが主として成人と青年を対象として開発されたのに対して，この研究は必然的に乳幼児を含んだものである。またセラピストやヨーガ教師のような第三者からではない，年代的に適した養育者からの抱擁や抱きかかえ（ハグや抱っこ）といった要素があるので，それが結果にも影響しているかもしれない。それでも，たとえ不安定な愛着が最初の経験であるとしても，のちの人生で適切な関係性の出会いがあれば，順応し，癒えることが可能であることがうかがわれる。

　別の子どもと青年の治療法の研究では，特に，もっとも力のある人により力の弱い人の感情的な状態を感じとろうと努め，その状態を変えるのではなくて尊重しようとする関係性の側面が改善のために重要であるとした（Becker-Weidman, 2006）。強調されることは，またもや二者関係である。この場合はセラピストとクライアントとの間に置かれ，このような意図的な感覚調整（調和）をセラピストから受け取った子どもは，感情調整力と新しい社会的関係を築く力の両方で改善がみられたという。TSYにおいて私たちが強調する点は，情動状態ではなく内受容感覚の気づきにある。生徒の主導に教師が従っているので，経験の中核には一種の調和が存在しているといえるだろう（TSYが強調する調和については第6章で詳細に議論する）。

ファシリテーターの役割について重要な注意

　読者は，TSYファシリテーターの役割がだんだんと明白になってきたことだろう。だが，手始めとしてヨーガを適正に用いるといった実用面についても考えることも重要であると感じている。大事なことだが，クライアントにとって有効であるためには，一貫した経験を促すよう，まずあなたがヨーガに十分な親しみと安心感をもつのが良いだろう。その状態を目指して，具体的なプラクティスのために第8章がある。第8章のプラクティスは示されるように正確に用いてもよいし，あなた自身の経験に適するように補って使用してもかまわない。TSYファ

シリテーター希望者は，友人や家族や同僚に何度も教えて練習しても良いだろうし，自分自身でヨーガのプラクティスを行うことも助けになるだろう。セラピー実践の一環としてTSYをうまく用いるために，ヨーガ教師になる必要はない。だが，修練してヨーガを身につけることは，必要なことだろう。ヨーガの経験を積むほどに，あなたの実践はより効果を発揮するだろう。

　さらに，ファシリテーターという役割は，クライアントが体を経験するためのもので，セラピストとして慣れ親しんだ役割とは非常に異なる。そのため，あなたのセラピストとしての立場をよく考えておくことは価値がある。意味生成を軸とした対話を基本とする，とても厳格な精神分析や精神力動のアプローチの訓練を受けたのか？　トラウマ治療について認知行動理論の理解に基礎を置き，思考や行動様式の分析から変容を試みることを重視するのか？　何かしらのソマティック（身体的）な訓練のようなものを受けているのか？　これまで生徒やクライアントに何らかの体の経験を促したことはあるか？　ヨーガ教師なのか，またはそれと似たような訓練を受けているのか？　これらの質問はすべて，TSYをあなた独自の臨床実践へどのように合致させるか熟思する際の重要なことであるといえる。

共有された心からの経験

　TSYファシリテーターとして，あなたの役割の決定的に重要な部分として，クライアントと**共有された心からの経験**を結んでいくということがある。つまり，どのようなTSYエクササイズでも，ファシリテーターと生徒の両者はともに活動を行っているのであって，ファシリテーターは外から結果を観察したり解釈したり何か指示するためにいるのではない。TSYは集う仲間が同時にヨーガに携わる。愛着理論について議論したときに，この力の動きについていくつかの側面を見た。愛着理論の父祖であるJohn Bowlbyは，良好な関係性の重要部分として相互の楽しみ（mutual enjoyment）と名づけた概念について述べている。彼は特に母子関係のある一面について述べた。私ならこの理解を拡張し，TSYファシリテーターと生徒との間の関係を含んだ良好なセラピー関係の一面としてもさらに考察することができるだろう。TSYの領域では，相互の楽しみ（mutual enjoyment）とは集まった仲間同士で積極的にプロセスへ関わりあうことを意味する。したがって，たとえばエクササイズがゆっくりとした背骨のひねり（第8章のフォーム4）であれば，ファシリテーターも同時にフォームを行う。さらに重要なのは，ファシリテーターが生徒へ体で感じるものに気づいたり，選択したり，行動をとってみるプラクティスを促すとき（これらの話題は後の章でも扱う），ファシリテーターも同じように行うようにする。これに類したアプローチによって，プラクティスは言葉を超えたより完全なものになってゆく。このように携わることによって，クライアントは自分が独りではないこと，何らかの方法で動かせる体をもった人間であることを知ってゆくだろう。あなた自身の内部経験へ向ける注意を確かな模範として，クライアントの経験をコントロールしたり強要したりしないようにしよう。そうすれば，クライアントに「ファシリテーターのために『行う

（パフォーマンスする）』必要はないのですよ」と伝えていることになる。クライアントは，何らかの外部の権威を喜ばせるために「うまく見せようとする」必要はないのである。クライアントはあなたとの関係や自分自身との関係において，素直に思いのままでいて良いのである。

　あなたにとってさらなる挑戦は，クライアントにそれを押し付けることなく，あなた自身の実際の経験，あるがままを認識し，信頼することである。あなた自身の感じた経験を認識し信頼する修練を積みながら，クライアントが自身で感じた経験を認識し信頼して練習する見本となり，同時にクライアントを支えよう。あなたはこの探求を共有するが，その結果は共有しなくてもいい。あなたとクライアントの経験は異なるかもしれないので，どの経験も等しく正当なものとして尊重されるべきものである。少し難解かもしれないが，これはBowlbyの良好な関係性には相互の楽しみ（mutual enjoyment）が含まれるという意見と一致するように思われる。複雑性トラウマは，自分の経験が外部の力，つまり他人の気まぐれの人質になってしまう現象である。主に力は，その他人という形で外在化される。トラウマを癒やすことは，コントロールの在り処を取り戻すことを含んでいる。したがって自分自身の感じられた経験の正当性を取り戻すことにある。TSYは，集った仲間同士が相手に押しつけることなく，互いに自身の経験を承認していく関係性を伴った，力の内在化のプロセスであるといえる。確かに臨床家のあなたは自分の経験の承認をクライアントに求めようとはしないが，自分で自分の経験を認めているのだからその必要はないのである。大事なことは，クライアントは承認を求めてあなたの意見を訊く必要がなく，代わりに関係性のなかから見出すことができることにある。

結論

　これまで，TSYからもっとも恩恵を受けるのは誰かということについて述べてきた。だが，読者にTSYが望ましい結果にならない場合もあることを知ってもらいたい。私は診断をする立場にないし，TSYがまったく必要とされないとまではいわないが，この治療法は自動車事故や自然災害のような単回性トラウマを経験した人々に向けては開発されていない。例外としては，性的暴行や，人がわざと誰かを傷つけた状況が挙げられる。しかし一般に，単回の出来事であれば，眼球運動による脱感作と再処理法（Eye Movement Desensitization and Reprocessing : EMDR）のような技法のほうがはるかに有効で適切である（Shapiro, 2001）。

　TSYは，特に複雑性トラウマを抱える人々，つまり関係性の中で継続的に傷つけられ虐待された人々のためのものである。TSYが積み重ねてきた経験から得た資料は，長期にわたる子ども時代の虐待やネグレクトを経験した成人女性に焦点を合わせたものであった。また，私たちはTSYを似たような生い立ちの成人男性，同じような境遇の幼い子どもや10代の若者，そして退役軍人にも用いた。なぜなら症状という点で，これらの群には多くの類似点があると思われたからである（たとえば，オーストラリア国防軍における戦闘暴露の影響についての詳細な報告書を参照してほしい（Davy, Dobson et al., 2012）。そこには複雑性トラウマの文献

に見られる症状と似たものが挙げられている）。こうした類似点に気づいたのは私たちが初めてではない。Judith Hermanは，その著書で，退役軍人や拷問のサバイバー，さらに虐待的な関係を強いられた女性も重点的に扱っていた。同様にトラウマ研究領域のもう一人の先駆者であるLenore Terrは，本来の養育者以外の者による監禁を経験した子どもを観察した（Terr, 1992）。その関連で，Ed Tickは，ベトナム戦争以降から近年までの退役軍人が戦闘経験によってどれほど深く影響を受けたかを調査している（Tick, 2005）。

　最後に，高々とした舞台に鎮座した「ヨーガ導師」が生徒でいっぱいの部屋の前方におり，導師が自分の励んだ修練の道について呼びかけているイメージについて考えてほしい。生徒たちは連続する命令に従い，身体を動かして次々とフォームを変え，追従することに精を出す。このイメージはTSYと正反対のものである。なぜなら，複雑性トラウマは，外在化された権力によって「ああしなさい。こうしなさい。このように感じなさい」と言われるような経験である。すなわち，自分の意思が何度も繰り返し他人の意思によって蹂躙されるという経験と同じように理解できるからである。たとえば，薬物依存の両親の元に生まれ，乳児の複雑な身体と情動の要求を満たしてもらえない赤ちゃん，暴力を受けるような関係を強いられた大人，銃弾や爆弾が降り注ぐなかで壁を背に絶体絶命となって混乱の中で自分や仲間を殺そうとする人々を銃殺した兵士，といった場面を想像してほしい。どの例も，コントロールできない外部の力によって体が侵襲されるか，そのことにより体を押さえつけられる行為に曝されるものである。このような混沌とした環境へ足を踏み入れた人々にとって，他者とは安全でないために，他者と関わる際は決して安心しないようになる。もっと陰湿なことは，これらに類するトラウマの結果として，その人は自分の皮膚の内にある自分自身との関係さえも安全ではないことを学習する。こうした人々がTSYの対象とする臨床像なのである。

　これまで，ふつうのヨーガやトラウマ治療のためのソマティック（身体的）モデルと比べながら，TSYの基礎を述べ，介入法の理論的基盤の理解を深めてきた。次は，TSYが実際にどのように使われるのかという方法論の理解を深めていこう。

第 2 章

内受容感覚
体を感知すること

注：第2章〜第7章は実践例で始める

　シンディは39歳で，郊外にある裕福な家庭で育った。彼女の父親は，町ではとても知られた著名な名士であった。彼女のトラウマ歴は，その血のつながりのある実父からの長期にわたる持続的な性的虐待と言葉による虐待であった。虐待は彼女のごく幼少期に始まり，父親が自殺する十代前半まで続いたのである。子どものときのシンディは，父親から「このことを誰かに言えば，お前や母親を殺してやる」と何度も繰り返し言われていた。

　シンディがトラウマ・センシティブ・ヨーガ（TSY）を実践し始めた時点で，彼女はすでに20年間もセラピーを受けていた。彼女の職業人生は非常に成功していたけれども，ほかのことでは凄まじいほど苦しみ続けていた。悪夢にうなされて眠れないこと，長期にわたる絶食と過食があること，手足へのカッティングや火傷を負わせること，見知らぬ人と望まぬ性的な関係となるような極端なアルコールの多量摂取による重度の解離があったのである。シンディは，セラピストに「自分の体に困り果てている」ことを伝え，自分の体が何年にもわたって「ただそこにあるのは痛みである……」と感じており，ほかにも似たようなことを感じると語っていた。

　ありとあらゆるものを試してきたシンディにとってTSYは最後の望みであり，「やらない選択はない！」ものであった。シンディは，これまで5年間とても良い関係をもっているセラピストとともにTSYを始めたのだった。シンディとセラピストは，各セッションの冒頭15分をTSYのプラクティスとして，その後は長い間取り組んできた会話による面談にあてた。TSYを含んだ4回目のセッションの中で，シンディとセラピストは，握りこぶしをつくり，それから一本ずつ指を広げるといった，指を曲げたり伸ばしたりして，それがどのように感じるかを試み，その気づきを探った。セラピストがシンディに対し，手に何かしらの感じがするかどうか気にかけるよう勧めた。その途端，彼女はひどく苦しくなった。彼女はうろたえて「何も感じられない！　この手が自分のものとは思えない。つながりがない。とても混乱する」と語った。セラピストはシンディに対し，「もし，そうしたければ自分の手を見てもよいです。そし

て指を動かして見るのを続けて，ともかく何か手に気づく助けになるかどうか続けましょう」と勧めた。しかしシンディは，それでも何も感じられず，「とてもひどく苦しい」，「これは，もしかすると虐待のときに何回も手首を縛りつけられたからかもしれない」と語った。そのときのシンディは，まるで子どものような口調であった。この時点で，もしかしたらセラピストはTSYの実施を止め，別の方法で可能なかぎりこの記憶について語り，何らかの方法で処理することもできたかもしれない。またシンディは，方法の変化が求められて解離するかもしれないが，明確にでもおぼろげながらでも正しく思い起こすことができたかもしれない。しかしセラピストは，この状況でもシンディがTSYを受容できると思えたため，諦めず続けることを決めた。そして，手の動作からほかの動作へ変更したのだ。セラピストは，「違った動作を試してみませんか？」と伝えた。シンディは，「ええ，首の動作をしてみましょう」と応えた。シンディは，それまでの数カ月の間で，首を動かすといくぶん落ち着くことに気づいたことがあり，それを思い出したのだった。彼女は，この苦しみの状況にあって首の動作へと変更した。シンディの主導に従いながら，セラピストもいっしょにゆっくりと首を回し始めた。少ししてからセラピストは，「この首回しの動作を感じますか？」と尋ねてみた。シンディは，見るからにほっと安心した様子で「ええ。私はこれを感じることができます」と語った。シンディらは，しばらくの間，この首の動作を続け，それから最後に肩の動作を行った。これにより彼女は安心を取り戻して，感じることができたと気づいたのだった。約10分間の首と肩の動作のあと，シンディとセラピストは残りの時間を会話による面談とした。

　後日，私はセラピストに「この一連の過程であなたが考えていたことを説明してほしい」と頼んだ。セラピストは「私は，シンディに対し，体のなかで何かを感じる機会を与えようとしていました。そして彼女は自分で首の動作を思いついたのです！　私はただ，あの時にもっとも重要なのは，シンディが耐えられるなら体を諦めないこと，感じられる何かを見つける機会をもつことである，と感じたのです。目標は『良い』と感じることでも『落ち着く』ことでもなく，ひたすらシンディが耐えられるならば，何かを感じる機会をもつことでした。シンディが『大丈夫』と言うかぎり，あの時点で記憶を処理することよりも，彼女が体を感じる機会がもてるようにすることのほうが重要に感じたのです」と語ったのである。

内受容感覚とは何か？

　TSYで最重要の概念のひとつであり，あまり知られていない単語のひとつが内受容感覚（interoception）である。

　1906年，ノーベル賞受賞者であるCharles Scott Sherringtonは，医学用語に「固有受容感覚」，「外受容感覚」，「内受容感覚」という3つの言葉を導入した。3つのうちで，おそらくもっとも聞き覚えのあるものが，固有受容感覚であろう。固有受容感覚とは，基本的に外部の物体についての体の意識のことである。この固有受容感覚があるから，私たちはやたらにうっ

かりと壁にぶつかったり，自動車事故を起こしたりしないのである。外受容感覚は，見え，音，匂いといった外側から私たちに向かってくる何らかの刺激についての意識のことである。内受容感覚は，私たち自身の皮膚という境界の内部で起こっていることについての意識であり，生体内の意識である。

　Alan Bud Craigは，彼の研究人生の相当量を内受容感覚に捧げた。Craigは，その研究から「繊細な自己（the sentient self）」という言葉を提唱した。神経科学者としてCraigが明らかにした内受容感覚の図示は，私たちの目的からすると大半があまりにも複雑ではある。しかし，基本となるところは，Craigらにより体の全組織から脳へ走る神経線維が同定されたことにある。これらの神経線維は，中枢神経系から体組織へ遠ざかって走行する遠心性神経とは対照的に，進行方向が内臓（体）から脳へ走行するために「求心性神経」と呼ばれる。これらの求心性神経線維についてCraigは，「そういった線維は，皮膚，筋肉，関節，歯や内臓〔内部器官〕の，機械的状態や体温，化学物質，新陳代謝やホルモン状態を含めたあらゆる生理学的健康状態についての情報を伝達している」という（Craig, 2003）。重要なことは，この求心性の伝達情報が内受容感覚とみなされるのに，意識的で自覚化される必要がないことである。筋肉の細胞，つまり筋細胞群からの最初の情報（ある種の化学物質のような）が意識化されることなく脳に伝達し，行動反応（たんぱく質を摂取するような）を引き起こすことが可能となる。しかしながらTSYでは，いつも意識上のプロセスを扱っているのである。それゆえ，私たちに関しては，異論があるかもしれないが，ある対象特有の化学物質のような意識へほとんど直接にアクセスできないものとは対照的に，筋肉内の力動を感じることに関心を寄せている。Craigの定義によれば，前者の化学物質量は「新陳代謝」の情報であり，後者は「機械的」情報とみなされるものであるが，重要なのはどちらも内受容感覚ということである。

　内受容感覚についてもうひとつのよい定義は，Oliver G Cameronによる *Visceral Sensory Neuroscience*（内臓感覚神経科学）という本について Clare J Fowler が2002年の学術誌 *Brain* に寄せた書評に遡ることができる。Fowler女史は，「本来の定義では内受容感覚とは単に内臓感覚だけを包含した。だが，今やその言葉は全身の生理学的状態を含み，意識上に直接的あるいは間接的に行動へ影響する内臓の求心的情報の可能性を含んで用いられる。全体としての内受容系は，**素材としての私**の一部をなし，私たちの気分，幸福感，情動を決定する肉体に由来した感覚を比較する方法に関わるものである」と評している（Fowler, 2002）。Fowler女史の内受容感覚の定義は，私たちが扱う必要のある3つの要素を包含する。つまり，①筋肉の収縮や伸張から心臓の拍動，胃がグゥと鳴ることまでといった体で何か感じているという直観的経験，②内臓感覚で引き起こされる動作への動機，③私たちの気分や情動についての直観的経験の影響，である。繰り返すがTSYでは，Fowler女史が内受容感覚の本来の定義と呼称した直観的経験について主に焦点を絞るものであるが，まずはほかの2つの要素もみてみよう。

　内受容感覚の直観的性質にちなんで，ここで直観的自覚が行動にもたらす影響について述べよう。提示するのは，私たちが筋肉の動きを感じたり胃がグゥと鳴るのを感じたりすると，それに応じて起こす行動である。たとえば，私たちはきついと感じると筋肉を伸ばしたり，ある

いは私たちは動いて食物を得たりする，ということである。したがって，内受容感覚の自覚には，言わば私たちに動作をさせるという目的がある。TSYにおいて，私たちは体からの情報（第4章参照）を受け取り，その情報に基づいて動くプラクティスを行う。だが，その自覚が行動という結果に結びつかなくても，それを自覚すること自体を目的としたとしても，内受容感覚についてのプラクティスをしているのである。私たちの複雑性トラウマの神経科学的理解から，たとえそれ以上何もしなくとも，ただ体の経験を感じるプラクティスこそが複雑性トラウマ治療の特別なセラピー的価値をもつと指摘したい。今後の章でどのように内受容感覚が行動という結果に結びつくかを示すが，トラウマ治療の最重要部分である内受容感覚への主要なアプローチは，それが続く行動の有無にかかわらず，直感的自覚に注視するのである。

　Fowler女史の内受容感覚についての定義の最後の要素は，直観的経験の情動価に関わるものである。上記のシンディの例に照らしてみると，内受容感覚にはそれに関わるいくらかの情動内容があるのがわかる。シンディにとって首に感じられた気づきは落ち着きであったが，手が感じられないことの気づきは苦痛であった。ある意味，知覚された情動内容は，直観的経験の内受容感覚として理解できるだろう。これにより私はTSYの方法論に関して明確な区別をする機会を得たのである。大半の治癒の過程では明白に情動価の探求のために時間と場所を割いている。だが，私たちのTSYは治療要素として，単に直観的経験のみに留まる。この点で，シンディのセラピストは単に手と首周りで彼女が感じたことに気づくように勧めただけであったといえる。セラピストは，シンディが感じたことに情動に関する言葉で解釈することは求めなかったが，その解釈はシンディ自身から起こったのである。TSYにおいて，私たちが取り組むこととは，体の経験を情動に変換する能力ではなく，内受容の能力の直観的，非情動的側面を強化することなのである。

マインドフルネス／瞑想研究に由来する，内受容感覚の利益についての論証

　第1章で述べた私たちの小規模予備研究を除いて，実際に脳内の内受容経路部分を変容させるために行った内受容感覚のプラクティスのほぼすべてのエビデンスは，以下の研究に拠っている。Richard Davidsonのような研究者（Davidson & McEwen, 2012；Lutz, McFarlin et al., 2013）と，マサチューセッツのマインドフルネス・ベースのストレス低減プログラム（Mindfulness Based Stress Reduction：MBSR）に関わる人々（Davidson&Kabat-Zinn, 2003；Holzel et al., 2011），そしてSarah Lazar（Lazar, Kerr et al., 2005）によるマインドフルネスや瞑想の領域でなされた研究である。これらの研究者は，注意集中の重点的利用を伴ったさまざまな形態の瞑想といった静観する実践に注力してきた。TSY中の内受容感覚のプラクティスも同様に，この点において静観したり，注意を集中させたりする対象が体の経験（内受容感覚の直観的要素）であり，静観の実践のひとつであるといえる。注意の対象が思考なのか，情動，音，あるいは体の感覚なのかにかかわらず，瞑想研究の発見からニューロン（神経線維）の働きに影響をもち，それゆえトラウマに関わる脳領域におそらく影響を与えるものは注意統制の

実践である，と推測できる。これは現時点での思索的な拡大解釈であるが，けっして突拍子のないものではなく，さらなる研究が望まれる領域であろう。そこで，「なぜ？」とあなたは訊ねるかもしれない。瞑想が，もしそのように確かな結果をすでに示しているのならば，トラウマを抱える人々に別の選択肢としてTSYが必要とされるのだろうか，という疑問をもつかもしれない。この答えについて，大事なことは瞑想が認知的プロセスであり，TSYは内受容感覚のプロセスだからである。瞑想では，むしろ体が受け身の状態に保たれ，多くの取り組みはもっぱら心で行われる。つまり，思考と情動を観察するか，意図的にある種の理性や情動の状態を作りだすか，である。瞑想を行うためには，思考と感情がただの思考と感情に過ぎないこと，そしてそれらが行き来し思いのままに変容されることを知るため，いずれにしても脳の実行機能部分である前頭葉に十分に強健さがなければならない。トラウマを複雑に抱えたクライアントにとって，思考と感情はトラウマを再現したものとして経験されるのであり，情動反応と内臓的（直観的）反応なしに観察できる現象ではないのである（van der Kolk, 2006）。瞑想は，自己調整を考慮しないあらゆる種類の認知的治療のように，実は複雑にトラウマを抱えた人々へ再体験させることなのである。詳細は内受容感覚と自己調整について述べた節を参照してほしい。瞑想と比べてTSYでは，心ではなく体がプラクティスの中心となる。TSY理論を補強するトラウマの概念化論では，過去や未来についての思考やトラウマについての思考よりも，「今ここで，体に起こっていること」，「今ここで，この体に存在すると感じるもの」についての経験を問題としてとらえるのである。究極的にはTSYは，トラウマが直接とりついている体を癒そうと試みている。

TSY を用いながら内受容感覚を練習する

これまでのところで，内受容感覚とは何かという理解と，私たちが複雑性トラウマの治療にそれを取り扱う理由の枠組みができたと思う。次に，TSYを実際に用いて行う内受容感覚のプラクティスの方法に注意を向けてみたい。

内受容感覚のことば（言い回し）

内受容感覚をセラピーの環境で取り扱うために，ファシリテーターはとても重要な道具としてある言葉を身につける必要がある。もっとも重要な内受容感覚の言葉は，「**気づく（notice）**」である。たとえば，「もしよければ，あなたの頭を片側へ傾けてください。これをする時に首のそちら側に感じるものに**気づく**かもしれません」とか，「もしよければ，前に屈む時，背中の下のほうでどう感じるかに**気づき**ましょう」というものである。一般に奨励するのは，クライアントが耐えられるかぎりできるだけ「**気づく（notice）**」という言葉を多く用いることである。あなたがクライアントに気づくよう勧めているのは何か。その何かとは，体

で感じることのできるものを指している。たとえば，思考や情動も含めたあらゆる種類のものごとに気づくだろうが，私たちが焦点とするものはいつも体で感じられる経験にある。そのため，内受容感覚を利用できるように，私たちは言葉の用い方について少し細やかに注意を払うことが重要である。

　もう一度，「もしよければ，あなたの頭を片側へ傾けてください。これをする時に首のそちら側に感じるものに**気づく**かもしれません」という声かけについて考えてほしい。この動きを図2.1.で描写する。

　私は第1章で「推奨の言葉（もしよければ〜）」について語ったが，この章の目的のため，「首の**そちら側**に感じるものに**気づく**かもしれません」という，内受容感覚にそった言葉に焦点を合わせてみよう。「**気づく（notice）**」は鍵となる内受容感覚にそった言葉である。だが，それ単独では成り立ちえない。私たちは，クライアントに「気づくべき何かを示さずに気づく」ように，手当たり次第に何かを伝えたり，勧めることすらできない。だが，意識する対象はあるはずだし，時間内にその対象をかなり明確にする必要がある。例示においての対象とは，「**首のそちら側**」である。この時のクライアントには，しっかりととらえる何か，もしくはどこか注意を向かわせるところがある。しかし，TSYのより臨床的な理解では，何も感じないかもしれないし，それでもまったく問題ないことをクライアントのために明言しておこう。私たちはクライアントが何か感じることを要求しているのではないからである。クライアントにとって利用できる何かを感じるというきっかけを作っているにすぎない。こうして，私たちは対象（首のそちら側）と内受容感覚（気づき）への最初の取りかかりを作ったのだが，それでも十分ではない。もし例示が「首のそちら側に気づくかもしれません」だったら，どうだろうか。言葉かけとしては成立するだろう。つまり，主語（あなた）があり，動詞（気づく）があり，目的語（首）はあるけれども，TSYの目的のためには不完全である。首のそちら側の「**何**」について気づくのか。あるいは，特に気づくものがないか，あるいは気づいたものがあまりにもたくさんありすぎて圧倒されてしまうかもしれない。私たちが使用する「気づく」という言葉は動詞だが，この例示に単独で用いて特別に内受容感覚のプラクティスをするならば，とても力不足である。私たちが勧めているものが何であるか，クライアントが気づくように，この例示を明確にする必要がある。それゆえに，「**感じるもの**」という言葉の追加が求められる。こうして「気づく」は動詞だが，「**感じるもの**」が主語になって，「**首のそちら側に**」が目的語として機能する。

　　あなたは脚の上にある筋肉で感じるものに気づくかもしれません
　　あなたは手に感じるものに気づくかもしれません
　　あなたは背中の下のほうに感じるものに気づくかもしれません

　TSYのセッションでは，できるだけたくさん「**感じるものに気づく**」という言葉を繰り返し用いることをお勧めしたい。「**気づく**」という言葉も先の例示では置き換えできないものだ

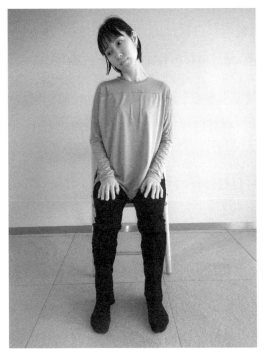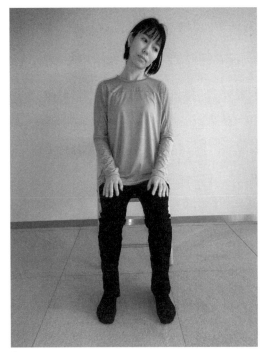

図 2.1. 頭を傾ける

が，「感じるもの」という言葉は置き換えられる。たとえば，「首のそちら側にある**感覚に気づく**」と誘導してもよい。このように置き換えても内受容感覚のプラクティスとなるだろう。言葉とTSYの関係で特に警告したいことのひとつは，形容詞と副詞の使用を避けることである。この2つの文章で例示しよう。

　あなたは首のそちら側の良い（良好な）感じに気づくかもしれません。
　首を片側に傾けるときに，首のそちら側が良いと（良好に）感じることに気づくかもしれません。

　どちらの場合も，TSYの文脈で「良い」「良好な」という感覚的な語彙を用いた結果，クライアントにある種の経験を強制することになるだろう。または，クライアントが良いものとして経験していない何かを感じているかもしれない。そのため，クライアントとセラピストの関係性をも破壊しかねない対立した立場に追いやりかねない。このような強制力は，トラウマ治療に相反しているものである。私たちの取り組みは，内受容感覚をクライアントが利用できるようにすることであって，内受容感覚と形容詞や副詞の言葉とでは関係が一切ない。もしクライアントに体で感じるものを良いとか悪いとか解釈してほしいなら，それはかまわない。だが，それではTSYとはいえないし，ファシリテーターとしての役割のひとつでもない。本書を読む読者には，この違いを理解してほしい。

強制をしない

　私たちがセラピーの過程にTSYを導入しようする際に，それぞれのヨーガのフォームに潜んでいる落とし穴があることを忘れずに意識するのはとても重要である。それは，クライアントの体験に強制的か操作的方法で影響を与えたいという衝動である。私は，この問題を第1章でも指摘し，提起した。ここでも問題をより広げて扱いたい。私たちは，受け持ちのクライアントを助けたい，彼らがより良くなってほしい，という思いがある。そして，トラウマを抱えた人々を快方に向かわせるとするTSYのような新しいツールは，私たちを熱心にさせすぎる原因となりうる。こうした理由から，その熱心を「**衝動**」と呼んでいる。TSYが機能するためにファシリテーターの鍵となるものは，どのような環境下であったとしても，クライアントにヨーガのフォームを次から次へと強制してはならないことである。ファシリテーターは，何らかの点で有益であると考えたヨーガのフォームを用いて，特定の経験をもつよう強制することもけっしてあってはならない。ファシリテーター側が「**このフォームはあなたがリラックスして感じるのを助けるでしょう**」，「**このフォームはあなたが喜びを感じるのを助けるでしょう**」，「**このフォームはあなたが力強さを感じるのを助けるでしょう**」といった，フォームに外からの価値を与えてみたくなる強い誘惑がある。そこで，もしクライアントが与えられたフォームでリラックス，喜び，力強さを感じなかったらどうなるのか。内受容感覚の役目はどうなるのか。これを行えば，クライアントは内的経験から遠ざかり，ヨーガについてほかの誰かの価値観がクライアントを支配し始め，外的なものへと向かう転換となるだろう。こうした環境のもとでは，TSYのプラクティスを行う際の焦点が不明確になる。最悪の場合は，クライアントの実際の内受容経験がまったく放置されてしまうだろう。クライアントが体に感じるものは価値を失い，ファシリテーターが用意した期待のほうを選ぶだろう。たとえば，このことが関係性の力動に何をもたらすか考えてほしい。効果がはっきりしてもしなくても，ファシリテーターが「**私があなたに感じてほしいものをただ感じなさい**」とか，さらに踏み込んで「**あなたが実際に感じることより，あなたが感じると私が言うもののほうが正しい**」と言うことで，生徒の内受容感覚への過程を短絡化してしまう。この主張は過激なようだが，これではヘルス・クラブ，ヨーガ・スタジオ，世界中のアーシュラム（修業所）などで毎日行われるヨーガ・クラスでしているものと大差ない。さらに重要な点は，これではトラウマを起こさせるパラダイムに随分と似ているではないか。私たちがトラウマ治療の領域にヨーガをもち込むとき，クライアントにすべきことや感じるべきものを指示してはならないのである。根本的に，「**特定の何かを感じること**」をTSYの目標にしないよう気をつけよう。実際に，クライアントが身体のある部位を感じることができなさそうなときが幾度もあるだろう。複雑性トラウマの性質があるため，特定の何かを感じることをTSYの最終目標にしないことが重要である。それを感じることをできないことさえも，それなりに適切なことなのである。実際のところ，クライアントもセラピストも，事あるごとに「このフォームで何も感じないかもしれないが，それでもかまわない」と思い起こそう。私たちは，クライアントが内受容感覚をありありと明瞭

に利用できるようにさせたいし，できる範囲でそれを発見するよう助けたい。だが，内受容感覚が抑制されるように提示したいとは思わない。クライアントが何も感じなくても，何であっても失敗したように感じてほしくないのである。

内的経験に焦点を合わせる

　トラウマを抱えるということは，信頼できない，予測不可能な関係性をもつ体のなかで生きることである。その不信感と予測不可能な感覚はどこから来るのか。その大部分は，私たちが内受容感覚のないことに由来するのである。第1章で議論したように，私たちは内受容経路と呼ばれて集約される脳の部位がトラウマによって影響を受けることを知っている。これはつまり，トラウマを抱えるクライアントが内部状態を感じることにとりわけ困難を抱えて，この基礎的な断絶が大部分のトラウマにまつわる苦しみの一因となると知っている。もしあなたがトラウマを抱えるクライアントとTSYを実践するならば，彼ら自身が感じて気づく機会を提示しよう。このような身体的（ソマティック）な介入をしないとすれば，あなたができることは，クライアントの体から隔絶されて感じるものはどのようなものか話すだけである。抽象的な認識として，誰かのその時点の現実と経験について語るのである。こういった対話は場合によって役立つかもしれない。だが，クライアントの動揺の原因であり，現実に体験が引き起こされる場である体に対して，相互作用を起こさせるようなTSYの代用品とはならないのである！TSYは，あなたとクライアントが「何かを感じる」といった実際の経験に基づく相互作用を起こさせる手段となるだろう。これこそまさにシンディとの実践例で起こったことなのである。彼女のセラピストは，体を諦めずに続けることの利益を感じながら，もし耐えられるならシンディが直に感じられる経験をもてるように取り組んだ。TSYを中断しないことによって抽象的で認知的な処理を採用しなかったのである。その代わりにシンディのセラピストは，その瞬間のあるがままの内部経験へ焦点を合わせ続けたのである。内部経験をそのまま続けることで，シンディは体の一部で感じられるものを発見できた。そして彼女の皮膚の内側で起こったことがすべて不可解なものでも，痛々しいものでもないことを発見できたのだった。

　私たちがTSYをクライアントに紹介する際，クライアントの体が彼らにとってほかの何よりもっとも恐れさせる場所であることを知っているので，彼らを体にアクセスさせてあげるよう努める。その取り組みとして，クライアントが耐えられるかぎり，体の一部にアクセスできて感じられるとはっきりわかるよう，さまざまなヨーガのフォームを試してみる。

　内受容感覚のプラクティスを行う際の特殊な試練は，あまりにも多くのトラウマ記憶が体に蓄積されて外から見てもわかるほど顕著であることである。クライアントはおそらくトラウマが潜在する記憶から自身を護るために体のあちらこちらに敏感な内部構造を発達させてきたのだろう（Rothschild, 2000 ; van der Kolk, 1994, 2006）。クライアントにとって体を感じるトラウマ治療を必要なものとして勧めるとき，とても調整困難な経験があるかもしれない。セラピー場面で体を使うTSYを用いることは，クライアントにかなりの痛みが伴う場合もある。

もしかすると，クライアントが自らの体の気づきに自身をさらすことを断固として避けようと努めるかもしれない。これらの試練があるため，内受容感覚を許容量の問題として扱うことは役に立つだろう。つまり，どれくらい内受容感覚のプラクティスにクライアントは耐えられるのか。どれくらいだと多すぎるか。内受容感覚の導入が適切な時期はいつ頃で，対話による面接やほかの方法の介入法を用いるほうが良いのはいつ頃かを判断しよう。

内受容感覚と自己調整

　自己調整は，内受容感覚を妨げないかぎりは行ってもかまわない。自己調整とは，簡単にいうと動揺したときに自分を落ち着かせる能力のことである。トラウマ経験のサバイバー，特に複雑性トラウマのサバイバーは，しばしば情動と行動上の覚醒の調整に非常に困難がある（Kinniburgh, Blaustein & Spinazzola, 2005）。そのため，多くのセラピストはクライアントに自己調整する方法を見つける手助けが必須と考えている。だが，TSYの方法論では，自己調整には3つの大きな問題がある。

　第1に，多くの臨床的な文脈において自己調整には体の内臓感覚ではなく，情動が関わることが挙げられる。TSYでは，情動経験を促そうとはしない。もし情動経験がこみ上げるなら避けようとは思わないが，TSYファシリテーター自らの手でさせようとは思わない。先のシンディの事例について考えてほしい。シンディのセラピストは，情動的に苦しいという理由で勧めたのではなく，何よりまず彼女が何も感じられなかった内受容感覚の行き詰まりがある理由のため手を動かすのを止めるよう勧めたのである。クライアントとセラピストが取り組んだのは，感じることのできる体の部位を発見することであった。

　第2に，「クライアントは動揺したときに自分で落ち着くことができるようになる必要がある」という信念は，容易に「クライアントは自己調整するため呼吸の使い方を学ぶ必要がある」，「クライアントは前屈みになればもっと落ち着きを感じるはずだ」という指図につながりかねない。これもひとつの罠である。TSYを用いる私たちは「指示したい」という衝動を常に避けておきたい。TSYは自己調整のプラクティスの機会を提供するかもしれない。**けれども，それは実践の最重要部分ではないし，必要なものですらない**。別の表現をするならば，自己調整は指示するものでさえなければかまわないのである。TSYファシリテーターとして，自己調整についての自分自身の考えよりも，何をすべきか感じるべきかを示さない責務が優先されるのである。もしクライアントが深呼吸をしたり，ある種の何かしらのヨーガ・フォームに移ることで鎮静化すると気づくなら好ましいことである（首の動作を用いたシンディの事例のように）。ファシリテーターがクライアントに，自分から落ち着く術を発見することがどれほど素晴らしい出来事か伝えることはTSYに適っている。しかし，私たちの取り組みはクライアント自身が落ち着くことをするのではない。何よりまず体，そして体が感じることができるように従事することである。臨床家がその時のクライアントに重要なのが鎮静だと感じるなら，TSY以外のテクニックを用いることも可能だろう。たとえば，落ち着くのに役立つ体内

コルチゾールとテストステロン量を変える呼吸法とポーズが使用できるだろう。これについての文献もある。この点についてもTSYでは，落ち着きを感じる目的よりも内受容感覚が優先されるならば許容できる話である。つまり，鎮静が指示されてではなく，内受容感覚から起こるのならばかまわないといえる。

　第3に，自己調整の大きな問題は，情動を扱いすぎた場合，その過程が情動／認知の枠組みから体の経験を解釈しようという方向になり，たちまち認知の領分に逸脱しかねないことにある。こうなると，もはやTSYとはいえない。内受容的経験の情動的解釈が，ことあるごとに生じるのは認められるが，それを奨励したいとは思わない。

　私が強調したいことは，TSYを用いるなら内受容感覚を重視することである。私たちの役目は，クライアントが体に責任をもち，クライアント自身で自己調整テクニックを発見する，そのような環境を作ることである。重要なのは，クライアントが発見したものはすべてクライアントのものであるし，指示されたのではないという事実がクライアントによって具現化されることである。それは「専門家」による指導の下，瞑想から与えられた慈悲のように，何か分け与えられたものではないだろう。クライアント自らが専門家になることである。事実，セラピーでは情動について語るための余地が十分にあるだろうし，自己調整テクニックを指示する余地も十分にあるだろう。しかし，あなたの役割は，そうではない何か新しい方法として内受容感覚の直観的側面のプラクティスを行うことである。つまり，そのままで，水増しもしない，解釈抜きの体の経験を得る方法としてTSYを取り入れることである。

第 3 章

セラピーに選択を伴わせる

　ランドールは，血縁関係のある家族からの身体的な虐待とネグレクトを受けた重大な過去のある16歳の青年である。当時の彼が生活していた先で毎週行われる宿泊型治療プログラムのセラピー・セッションの一環としてTSYが導入された。ランドールとセラピストは，毎回の臨床のセッション冒頭の10分をいっしょにTSYプログラムを行う時間にした。2カ月にわたる思考錯誤期間の後，ランドールは通常のルーティンとして利用したいと考えた椅子を用いた1セットのヨーガ・フォームを編み出した。ランドールにとってTSYはフォームという体の型を扱うものがたくさんあり，体の姿勢によっては身体的苦痛や心理学的苦痛，情動的苦痛といった痛みをひどく起こさせることがあると気づいた。ランドールはTSYが体の経験を心理学的内容や情動的内容に読み換えるのではなく，直観的経験に焦点を合わせるものである事実にも気づいていた。そこで，セラピストは主に彼が異なるフォームで体をどのように感じるか気づくように助けながら取り組んだ。そして，もしどこかで彼が苦痛を感じれば，体がより快適になるようフォームを修正するか，もしくはそのフォームをそっくり除外して実践するよう取り組んだのである。こうした状況で，ランドールとセラピストはいっしょに椅子に座って天井に向けて顎を上げ，肩を後ろへ回旋しつつ，

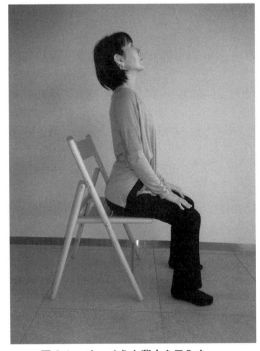

図3.1.　ゆっくりと背中を反らす――
顎を上げ，肩を後ろに回す

ゆっくりと背中を逸らした（このフォームの写真は図3.1. 参照）。

　ランドールは，このフォームを好きな型のひとつであるとはっきり感じていた。彼は顎が上がるのを感じ，首の前にある筋肉が伸びる感じを愉しんだ。この独特の状況で彼らがフォームをいっしょに行っているとき，セラピストは度々「あなたは首の前のあたりや筋肉に感じるものへ気づくかもしれません」と伝えることにより，彼が体に感じているものへ注目するよう促した。ところが，この日，この言葉が伝えられた途端，ランドールは動揺し始めたのだった。彼は「ああ！」，「首の前のところが実に痛い」と語った。今まで，彼にはこのようなことがなく，思いもよらない初めての出来事であった。このことはセラピストも驚かせた。セラピストが，ランドールの苦しみに応答をする隙もなく，ランドール自らが「僕はこのフォームを外そうと思う」との言葉を発したのだった。とても素晴らしいことが起きた！　彼ははっきりと苦痛を与えているフォームの除外を選択したのである。彼はその過程を自分のものとしており，セラピストが合図を送らなくてもこの選択をすることができた。通常ならば，セラピストが選択の過程についてランドールと話をする必要があるものだが，こういった出来事はセラピストにとっても初めての経験だった。ランドールはそのフォームを除外するように勧めたのだが，彼はそれだけで終わらなかったのである。次に彼は「僕にできることはわかっている」と語った。そして彼は脚に前腕を乗せながら前へ屈み，やや背中を丸め，ほんの少しだけ顎を引いたのである（例として，第8章のフォーム17「前かがみのバリエーション1」を参照）。このフォームは，ランドールらが数カ月の間いっしょに実践してきたもうひとつの型であった。その時，セラピストはひたすらランドールが主導することに従おうと努めたので，セラピストも同じようにゆっくりと前屈みになった。セラピストは，「このフォームだと首はどのように感じますか？」と訊ねた。ランドールは，「とてもよくなります」と深く息をつきながら語った。そして，「別の（フォームの）ときは，のどに刺すような痛みを感じた気がしたけれど，前に屈んだらすっかり消えたよ」と続けた。ランドールの様子は，見るからにほっとしていた。彼は体を用いてすることに関して選択する力を身につけた。さらに，痛みが伴うことを止めただけでなく，より快適に感じるフォームに自らを移すこともできたのだった。

TSY における選択

　私たちが選択するとは，どういうことなのか。私たちが数ある選択のなかでひとつのことを選ぶとはどういうことなのか。これら質問の答えは，答える人によるところが大きいといえる。神経科学者の回答，心理学者の回答，哲学者の回答など，さまざまとなるだろう。言い換えると，それぞれの職業上の信条や専門領域や職業的範囲の偏り（バイアス）に応じて，選択という事柄に対しある種のメカニズムが強調されるのである。たとえば，脳内ニューロンの機能，過去の経験と学習，論理的思考か非論理的思考か，といった具合である。読者も，きっとこの章を読み終えたのち，選択に関する私の偏りを見て取るに違いない。実際，私は本書の執筆を

とおして，選択することに関してできるかぎり明確にするつもりである。

　偏りに加えて，選択をするという過程にアプローチする方法について考慮すべきもうひとつの重要な要因というのが文脈である。たとえば，私たちは新しい仕事を選ぼうとしているのか，私たちはヨーガ・フォームで腕をどれくらい高く持ち上げることを選ぶのか——このふたつの文脈を考えてみよう。前者はかなりの程度の観念を伴っている。私の金銭的ニーズをもっともよく満たすのはどんな職業だろうか，5年で職業上どの程度の地位やポストでいたいか，この仕事の選択が私を幸せにするか，これらは認知的な選択といえる。後者は，私たちの体が今まさにどのように感じるかについて，主に経験に関わる選択といえる。そのため，認知的というよりは直観的である。私たちがTSYを考慮しながら選択することの実践について考えるとき，論理的思考を重視する選択と，より即時的で身体的（ソマティック）な経験に関わる選択と区別することは重要であるといえる。さらに，これら仕事とヨーガ・フォームのふたつの例は，私たちの選択に含まれる時間的要素という構成要素を浮かび上がらせる。私たちが仕事先について考えるなら，「この選択は，私に長期的な幸せをもたらすだろうか？」というように，おそらく将来性に関心を向けるだろう。だが，ヨーガ・フォームで腕をどれくらい高く持ち上げるかという選択は，「私は今まさに体を使って何がしたいか？」といった，より現在への焦点づけを促すのである。選択とTSYとの関係を考えるとき，文脈とは私たちの即時的な体の経験であり，時間的な枠組みは「今この瞬間」である。つまり，私たちがTSYで実践する選択のすべてが，まさに今ここで体を用いてすることに関わるのである。

選択の著しい欠如としてのトラウマ

　TSYで選択することについての私たちのアプローチは，クライアントが経験したトラウマといったものが「**選択の著しい欠如**」を伴うという理解から発展してきた。たとえば，暴力的な家庭やネグレクトの家庭に生まれた乳児には，生まれ育った環境に選択権がなく，この乳児は一切が閉じ込められている状態である。これと似たような混乱した環境に生まれた乳児は，その環境のまま居たり，変更したりすることを意識して選択する力はないだろう。そこで，私が指摘する選択の欠如というものは，当初私たちが考えていたことよりもっと複雑で油断ならないことなのである。発達段階にある乳児とは，栄養や睡眠や衛生といった生物学的要求以外にも，第1章で確認したように愛着理論の研究によれば成人の養育者からの身体接触ときずなが必要な生命体であると考えてほしい。乳児がこのような世話や配慮や情動作用を受けないとき，乳児らは順調な発達に失敗する（Ainsworth, 1979 ; Feldman, Eidelmann et al., 2002）。そして，後年になってから複雑性トラウマの影響に苦しむ甚大なリスクがある（Anda, Dong et al., 2009）。こういった乳児は多くの意味で閉じ込められ，無力である。おそらく，これらの状況を好き好んで選ぶ生物はないだろう。成育困難で長期的に健康を危険にさせる環境に自らを進んでさらす生物などないのである（Corso, Edwards et al., 2008）。こうした状況下で生命体は，発達の不健康な不全を経験し，健康的な発達という救済を切に望んでいる。彼らは言葉

もなく，誰かに助けを求めようがないため，永久に顧みられないで望み続けているような状態である。それだけではなく，この言葉にならない叫びを理解する力と無防備な乳児を救う力をもつはずの大人が，彼らの原風景のなかですべての痛みと苦しみの原因となっているのである。生命体である乳児は，変える力をもたず，この類いのトラウマを与える外傷的環境に支配されているといえる。私たちは，この状況を「選択の著しい欠如」と理解でき，複雑性トラウマが猛威をふるう状況下にあるものととらえるのである。TSYでは，クライアントが自分の心から体を用いて何をするか選択をする練習ができるように，可能なかぎり多くの機会をもつようにする。こうすることで，選択の著しい欠如という経験に立ち向かうのである。

それは適応か？選択か？

　複雑性トラウマは，トラウマ暴露，衝撃や適応と不適応の間に流れる滝のような相互作用と説明されてきた（Spinazzola, Habib et al., 2013）。第1章で論じたように，トラウマはその出来事自体や，一連の出来事が過ぎれば終わるというものではない。むしろ，特に複雑性トラウマでは，人生と生活すべてにわたり影響し，何とかしようとした結果が不適応になるので，出来事それ自体は単なる始まりに過ぎないといえる。たとえば，子ども時代にトラウマを経験した人々は，薬物摂取（Dube, Felitti et al., 2003 ; Khoury, Tang et al., 2010）や自傷（Yates, 2004）といった危険行動のリスクが高いことが調査により示されている。これら危険行為は人生の早期段階のトラウマ体験に適応しようとする対処行動として理解できる。だが，社会に影響を与える別の解釈があるのも事実である。このことを私たちが考慮するのは重要である。一般的に社会は，トラウマに対するこれらの「適応（対処行動）」を自由意思の産物（つまり，自己責任）と見なしがちである。門外漢の何も知らない傍観者にとって，彼ら自らがあたかも薬物摂取することを選び，自分自身を傷つけ，危険な性的関係に身を置くといった，このずらりと並んだ選択肢を自分から選んでいるように見えているようである。これはまったくもって彼らに起きていることを理解する正当な評価ではない。彼らのトラウマ体験は，それ自体が異常であり，暗闇に潜んで巧妙な支配を行い，実際に彼らの自由選択を不適切な対処行動にすり替えるのである。これが私の見解である。門外漢の傍観者にとっては，まったくその違いはわからないかもしれないが，トラウマについて理解する者ならば中身はまったく異なってくる。そして，この違いが多くの点で問題全体の核心となる。もし，彼らがいつもトラウマにうまく適応することができず，私たちを取り巻く社会のシステムが彼らを完全に開かれた選択肢のなかから不適切な対処行動を自由に選択している人のように扱っているとしたら，私たちはトラウマそのものではなく，トラウマを受けたその人を病理と見なすことになるだろう。こうした議論が政治的な方向に向かうことはわかっているので，ここで指摘を止めておく。だが，中心となるポイントはTSYの開発にとって非常に重要である。つまり，私たちは不適切な対処行動と本当の選択を区別して，本当の選択のためのプラクティスをしたい。
　最後に，もし最終的に，トラウマを負った人たちがトラウマに適応する代わりに選択をして

いると信じたとしても，私はトラウマによって彼らの選択が歪められ，非常に制限されていると主張したい。そのような彼らにTSYを使って，新しい，より安全な選択肢を紹介することができるだろう。

セラピーに本当の選択を伴わせるために
TSY をどのように用いるか

セラピーに本当の選択を伴わせるために，TSYを用いた3つの特別なことがある。

1. 命令ではなく，すべてを推奨にする
2. 今ここで体を用いてすることと，選択をしっかり結びつける
3. 選択を内受容感覚と結びつける

推奨の言葉——エンパワメントな（力づける）言い回し

本書の第1章で推奨の使用について述べたが，再びそれを扱いたい。私たちがヨーガのエクササイズでどのように言葉を用いるかによって，どれくらいがトラウマ治療の文脈で治癒に貢献できるのかが大きく違ってくる。覚えているだろうか。Judith Herman は，「サバイバーがどれほど直ぐに最高の関心をもったと思われても，サバイバーから力を取り去る介入にはリカバリー（回復）を促しうるものなどない」と述べた。この言葉の意図することは，クライアントが自らエンパワメントするような私たちの働きかけがリカバリーを促す，ということである。TSYの文脈では，それぞれの動作の合図を命令ではなく，推奨にすることがエンパワメントとなるのである。命令は人々を外部からの力ある者の意思と欲求によって方向づけられるが，反対に推奨は自分自身の内面的経験を考慮するという枠組みに方向づけられる。推奨はその機会を与えるのでエンパワメントとなる。この2つの例文を考えてほしい。

1. 右腕を持ち上げてください
2. もしよければ，右腕を持ち上げてください

これらの例文について，それぞれどのように感じるかに注意してほしい。自分自身で例文を大きく声に出して言ってみても良いだろう。それぞれの例文について，次のことをよく考えてみてはどうだろうか。動作を行う責務は誰であるのか。動作を求められた人が右腕を持ち上げたくないならどうなのか。この例文が促進するのは，どのような関係性の力動なのか。最初の例文は命令であり，命令ではただ一人の側に責任があって，命令をしている人の責任である。

さらに命令を受ける人々は，いつも力ある者へ関心を向けているため，命令では経験が自分の外にあって身につかない。また命令は，明らかに権力の力動を浮き彫りにする。命令が用いられると，受けた人はまったく選択権がないことが暗示される。私たちはトラウマ自体が選択の著しい欠如であると確信している。命令では，トラウマを抱える人の原風景のなかでトラウマと付随して起こる選択の著しい欠如を強化してしまう。

　続く例文の「もしよければ，右腕を持ち上げてください」は推奨である。コントロールするのは誰なのか，その主体を外部から内部へと転換させる。単純であるが「もしよければ」という言葉の追加によって，推奨される人が本当の選択をする可能性が示される。この推奨の声かけによって自分自身で選択するようになる。そこには喜ばせたり，挫折させたりする外部の権力は一切ない。それに推奨は，多少であるかもしれないが対等な関係を形作ることから，正誤の判断からも解放されるかもしれない。つまり，命令では正答と誤答を作ることがある。命令する者が示すものは「正しく」，そうではないものは「誤り」という意味を暗に含めてしまうだろう。だが，推奨は，私たちの行うことは相対的な選択となるので正誤の判断は抑制される。この違いがどのような問題を潜在的に含むのか注意してほしい。「右腕を持ち上げてください」という命令ですべき「**正しいこと**」とは，外部の権力の指示に従うことになる。「右腕を持ち上げない」ことは，権力者を不快にさせるだけではなく，「**悪いこと**」になる。だが推奨により本当の選択をするなら，その自身の経験に照らし合わせ，何が正しいとするのかはその人自身に任されている。推奨は，何かしらの外部権力の意思によって損なわれたり，影響されないので選択というプラクティスとなる。複雑性トラウマとは，その人の意思がいつも外部権力に支配されている状態をいう。トラウマがあると，「**私が**」求めることは何かということに対し，自分に決定権があるという自分の権威（固有の意見）を顧みなくなる。実際に，ある人が繰り返し虐待やネグレクトを受けると，生存というより重要なことにエネルギーを使うことになる。すると，もはや自分の権威（固有の意見）の利用を後回しにして切り離すようになる。だが，自分の権威（固有の意見）を求めることを自分の感覚からまったくなくして生きるようになったら，どうなってしまうのだろうか。

　TSYの関心は，特に体を用いてすることで自分の内部にある権力に，その人が自分の力を行使することを助けることにある。この鍵となるのは，心から推奨の言葉を用いるやり方である。私たちは，先の例文2のように，これに類する言葉を「**推奨の言葉**」という。私たちの目標であり，治療にTSYを活用することに関心をもつ臨床家に奨励することは，それぞれの合図をすべて推奨の言葉で始めることである。TSYは，命令ではなくてすべて推奨なのである。私たちがこの前提を徹底すると，トラウマ治療に関する介入がいっそう効果的になるだろう。推奨の言葉には，「準備ができたら」「やってみたいと思うようなら」「できたら」（「できたら前へ屈みながら」など），「もしできそうなら」（「もしできそうなら，このフォームで2から3呼吸つきながら」など）がある。気軽にこれらの言葉を使って，あなたが使いやすい自分自身の推奨の言葉を多く使って提案するようにしてほしい。

即時的な体の経験として選択すること

TSYでは私たちのあらゆる選択は，即時にその瞬間に体を用いてすることに関連するものとみなしている。私たちは選択に過去の選択や予想される未来の決定を反映させようとしない。私たちがその時点で行うあらゆるヨーガ・フォームと，その時に結び合わされた選択のみに関心をもつ。選択が体の志向である事実は，トラウマのある人々と向き合うときに明白な問題として対処する必要がある特別な試練である。多くのクライアントにとっては，複雑性トラウマ自体の性質のせいで，体を用いてすることへの選択が非常に難しいものとなっている。クライアントの多くは自分の体を嫌っていて，体から自分がひどく引き離された感じをもっている。体の経験を感知したり解釈したりするのを困難にさせる脳内の変化といった，嫌悪や断絶に関わる臨床的な帰結を目の当たりにしてきた。また，虐待加害者が被害者の体に対して嫌悪と暴力を示してきたことも想像できる。このような環境で育った人は，やがてその嫌悪を内面化していくだろう。私たちは社会的な動物であり，お互いから学ぶ教訓に非常に敏感である（最近の分子生物学の研究によると，私たちはトラウマ的な経験に敏感に反応し，それによって操作される遺伝子を受け継いでいるのではないかと言われている）。

このような先験的な課題があるため，体を基盤とする（body-based）選択を統合する際には，「A-B選択」と呼ばれる単純な枠組みから始めることが一般的に推奨される。たとえば，A-B選択をしようとするなら，「頭回し」という別の首のエクササイズを用いてみよう。頭回しは，A（首を半回転する）とB（首を1回転する）のどちらでも自由にしてよい。Aの選択なら，顎をゆっくり前へ引き，頭を片側からもう片方の側へ回すことになる。ちょうど円の下半分のように動かしたことになる。Bの選択なら，ぐるっと頭を一回転させることになるだろう。これらの動作を，気楽に試してほしいし，気がねなく休止してもよい。考えるまでもないが，この選択肢はAとBから選択する以上のものがない。ただA-B選択として提案できる。一部のクライアントには，このA-B選択をやってみることで十分かもしれない。A-B選択の単独でも，選択することとトラウマ治療といった新しい次元を加えることだろう。クライアントは，自分がしようとしている選択をはっきりと自覚するかもしれないし，一見したところでは作為ないままAかBを選び取るかもしれない。だが，それは問題ではない。奨励するのは，クライアントが体という文脈で選択する経験をもてるように，できるだけ頻繁にA-B選択を提供し続けることである。

別のクライアントでは，他にも選択できるような選択肢に関心をもつかもしれない。少し複雑になってもよければ，たとえば先のA-B選択のエクササイズの次にA-B-Cモデルがある。A（1/2回転），B（1回転），C（3/4回転⇔U字型）といった選択肢の追加も良いだろう。ABCまで選択肢を増やしたので，より混ぜ合わされた複雑なものとなった。クライアントは選択の決定の幅を広げる機会ができて，すべて体を用いてすることに結びつけられるだろう。

本書で提案されているヨーガ・フォームも，A-B選択やA-B-C選択をさまざまに用いることで選択するプラクティスの機会となる。

> **A** をしてみて，どのように感じるかに気づいてください。耐えられそうな気がするなら，そのまま続けてください。
>
> もし **A** が耐えられないと感じるなら，**B** を試して，どのように感じるかに気づいてください。
>
> もし **B** が耐えられそうな気がするなら，そのまま続けてください。
>
> もし **B** が耐えられないと感じるなら，**C** を試して，どのように感じるかに気づいてください。

図 3.2.　A-B-C 選択と内受容感覚を結びつける

プラクティス情報：ヨーガ・フォームにさらに多くの選択を加えることは可能だが，ひとつのフォームにあまり長く没頭することには注意してほしい。クライアントが直観的／身体的（ソマティック）よりも認知的にエクササイズするようになり始めたら，それはおそらく次のフォームに移ってよいシグナル（合図）だととらえてほしい。

選択を内受容感覚と結びつける

　ほかにも，クライアントがA-B選択やA-B-C選択を受け入れて，より複雑な選択肢まで興味があるようなら，体で感じていることに気づけるように，そしてクライアントが感じていることの選択の決定に結びつけるよう勧めてみよう。たとえば，首回しのエクササイズをしながらファシリテーターは，「もしよければ，違う選択肢から首周りに何か感じるか注意してみましょう。そうすることで，あなたの選択を助けてくれるでしょう」と伝えてもよいだろう。こういった推奨は，その過程に内受容感覚をもたらす。こうしてクライアントは体で感じることを選択する機会を手にすることができる。選択の過程は，意図されたものではない何かになる。そこにあるのは，「私がどう感じるのか」，そして感じることに対して「私が体を使って何をしたいか」である。図3.2. は，内受容感覚を結びつけたA-B-C選択モデルを用いる方法を概説している。

　このような内受容感覚の実践に取り組み始めたら，ファシリテーターはクライアントに何は耐えられて，何は耐えられないと感じるか決められるように細かな注意を払う必要がある。私は「**耐えられる**」という言葉を単に要点を説明するために使っているが，実際にプラクティス中に勧めることは，次のとおりである。クライアントが「このバリエーションをどのように感じるかに気づく」ように誘うことや，クライアントに「このフォームには，ほかにも選択肢がある」ことを思い起こさせることである。つまり，実際にTSYを進めている時には，「耐えられますか」とか，「良いですか，悪いですか」などの形容詞や副詞は避けて，クライアント自身に経験をもたせてあげてほしい。クライアントは，「このフォームは嫌だ」と語るかもしれない。その場合には，変化を提供し，その変化にどのように感じるかに気づくよう勧めてみよう。非常によくある出来事として，クライアントはフォームが不快だと気づいていても，ファシリテーターの助けを求めようとしないことである。たいていの場合，この状況では，クライ

アントが体に不快のあることに耐性があったり，ほかに利用できる選択があると信じていなかったり，ファシリテーターを権力者のようにみなして自分の痛みを取ってくれるか，もしくはどうせ助けてくれるはずがないだろう，というような思いがあり，複雑性トラウマの影響があると感じている。こうしたことがあれば同様に，クライアントに異なる変化やAのほかにBやCのフォームの選択肢があることを知らせるようにする。ファシリテーターが身をもって示して，どのような理由でもかまわないので，望まないフォームをしなくてもよいことを思い出してもらおう。クライアントはファシリテーターからの助力を得て，命令を受けるのではないやり方で，選択する力を育み，トラウマの影響に立ち向かうという新しい経験を積むのである。だが，読者は第2章の議論を思い出すのではないだろうか。第2章では，クライアントにしたり感じたりすることに身をもって示す姿勢は好ましくなく，受け入れられないものとして説明したはずである。だが，この命令でないやり方で示す場合は，クライアントに選択を提案することにより，選択の可能性を与えて，その過程は何か感じて気づくようにするものである。ほぼクライアントの経験にのみ導かれるよう勧めているのだから，全体としては非命令的といえる。

重要事項：複雑さが増すようなやり方で選択を提案してはいるが，これら選択するプラクティスはどれもトラウマ治癒の作業に寄与するだろうということを覚えておいてほしい。ファシリテーターの役割は，ほかの選択もあるなかのひとつの選択モデルを指図するのではなく，適時にクライアントが耐えられるものや助けとなることに導くことである。そのようにして過程に全体的な一貫性を保てば，クライアントは外部の影響よりもクライアント自身の内面的経験に導かれたプラクティスを通じて学ぶのである。

すべきでないこと——身体接触によって TSY における選択の力が削がれてしまう

　とても多くのヨーガ教室では身体接触が伴うようである。つまり，ヨーガ教師が生徒の体に手を添えたり，生徒の体を身体的に操作する。しかし，TSYでは，身体的な助力は「**一切ない**」ことをはっきりと伝えたい。TSYの文脈においてファシリテーターは，けっしてクライアントの体に手を置くことはない。

　この主張を支持する根拠をふたつ紹介したい。ひとつは，トラウマ・センターでTSYプログラムに取り組み始めた初期の出来事の話である。実はその時，私たちは身体的な支えをしていたのである。私たちはトラウマ・サバイバーが「安全な接触」を体験できることは良いことだろうと思い，また彼らの「触れてほしくない」人々に自分たちが含まれないと思っていた。私たちは，正しいことをしていると思っていたのである。しかし，長期で参加している仲間や新規の参加者を含んだ数人の生徒から，私たちが困惑するような応答を受けることになった。彼らは，私たちが「もしよければ」や「準備ができたなら」のような言葉かけをしたとき，こ

の言葉を真剣に受け止めていたと語った。また彼らは，私たちが「このフォームをどのように行うかについて，あなたは選択できます」という言葉を信じていたと語った。ところが，私たちが彼らの体にかなりそっとした仕方であったが手を置いた途端，その素敵な言葉はどこかに消えてしまったというのである。それは，「私は何か間違ったことをしたのだ」，「教師は私に怒っている」，「私の体が私なりにしようとしても，教師のやり方でしなければならない」，「教師らは，私の体に見通しがつかないようなことをさせようとするので，あなた方が怖い」という経験だった。

　こうした感想を聞いてすぐに，複雑性トラウマの被害者とTSYを取り組むときは身体的助力を完全にやめる必要があると知ったのである。どれほど善意のつもりであったとしても，身体的接触は明示された言葉と異なるメッセージを生徒に送っていたようである。TSYの文脈において，トラウマのある人々は身体接触を脅威かつ危険として解釈していることがわかっているが，私たちが複雑性トラウマの影響について第1章で論じたことや，この当時の出来事を振り返れば，まったくもって了解可能なことであるといえる（しかしながら，私たちがトラウマ・センターで最初にヨーガ・プログラムを始めた時，このような本もなかったため私たちが犯した同じ過ちを繰り返さないようにしてほしい）。当時の私たちは，選択と推奨を十分に遵守していなかった。TSYの場は全体としても完全にはっきりと，クライアントが体を用いて，彼らがすることや体の内で感じることの責任をもつものであるはずだが，ファシリテーターの私たちがクライアントの体に手を置いたときに間違ったメッセージを送っていたのだった。

　私たちチームはすぐに，この身体接触にまつわる経験が全体の過程を損ね，クライアントが私たちを信用しなくなるか，セッションに参加しなくなるか，疎遠になったりする最大の原因となりかねないものとして受け止めたのだった。最悪の場合は，彼らを再トラウマ化していたと考えるに至ったのである。トラウマ・サバイバーは，「あなたには選択肢がある」と語られるのを聞き，体を用いて感じて選択する始まりにあり，不確かで，大いに奮起させるような段階である。このような時点で，その人が外部から体を操作される経験をすることが，どれほどつらいかを想像してほしい。クライアントは，ひどい虐待とネグレクトの関係を生き抜いてきた人々である。私たちからの外部刺激が「善意」からのものであったとしても，それらが脅威として解釈される現実こそが，彼らの否定できない現実といえる（Blaustein & Kinniburgh, 2010）。すぐさま，私たちはやり方を変え，身体的接触をしないようにしたのである。

　次の根拠となった情報は，ほどなくして得られた。アメリカ国立衛生研究所（NIH）の研究のひとつとしてなされた質的研究から非接触のやり方を支持する証拠が得られたのである。成人となったクライアントが私たちによく語ることに，子どもや親密なパートナーから自分が触れられるのは最悪な人生経験のひとつである，というものがある。本当は，愛する人と抱きしめ合うことを楽しみたいのに，それができないのである。TSYの研究で，参加した女性の多くはTSYをする前は身体接触が耐えがたかったが，接触を伴わない10週間のTSYを実践したら，子どもやパートナーから触れられることができるようになったという（West, 2011）。これは重要な報告である。私たちの見解だが，体を用いて，いつどのように動かすかの責任がす

べてクライアントにあって，推奨される文脈のなかで本当の選択を選ぶプラクティスによって，自分の皮膚のうちに安全を感じることを学び始めたのである。自分自身の皮膚のうちに安全を感じたならば，その人の子どもや愛する人といった他者との肌との接触を受け入れ，それを楽しむこともできるだろう。だが，ヨーガ教師が危険なメッセージを伝えるような文脈として身体接触するならば，生徒が人生で人から触れられるのを適切に楽しむための必要な選択，推奨，内受容感覚の取り組みを妨げてしまうのである。

結論

　TSYにおける選択とは，今ここでの瞬間に気づいて行うプラクティスであり，過去や未来の思考とは関係がない。選択は，私たちが自らの体を用いることで，いつもフォームと結びついている。だが，それは内受容感覚に結びつくことも結びつかないこともある。私たちは，ヨーガ・フォームを異なる身体的経験をもつための機会として用いる。そこには，人が体を使って何かをする多様な選択肢がある。私たちの取り組みは，クライアントが外部からの強制や影響からではなく，彼らが選択のプラクティスによりエンパワメントできる環境を作るように最善を尽くすことである。

　これで私たちはTSY理論の第一の枠組みである「選択」の理解をはっきりさせたので，次の重要な「行動」のプラクティスについて注目しよう。

第 4 章

有効な行動をとる

　サムは，子ども時代のトラウマ歴がある30歳の男性である。彼はイラク・アフガン戦争からの帰還兵でもあった。彼は私たちに出会うまでに2年間のセラピーを受けていた。これから述べる例は，彼と私たちが約9カ月の間，ともにヨーガを行った話である。ある日，いっしょに座位の山のフォーム（第8章のフォーム1を参照）をしていた。座って数分するとサムは，「背中がとてもズキズキ痛く感じる」と語った。私は「よろしければ，立ち上がってみましょうか」と応じた。ほどなくしてサムは，「ああ，そうだね」と返事した。私たちはいっしょに立ち上がり，私が「今は，どのように背中を感じますか？」と訊ねた。サムの表情はしかめっ面から笑顔に変わり，「やぁ，ずいぶんと良くなった気がする」と言った。それから私はサムに，今度は座位から立位へ動くのに役立っていると感じた筋肉にいっしょに注目しながら，もう一度その動作をやってみたいかと訊ねた。彼は好奇心が強かったので，やる気だった。私たちは座り直し，2，3回息をついてからもう一度挑戦してみた。私は「もしよければ，今度はもう少しゆっくりと動きながら，あなたの感じる筋肉なら何でもよいので注目してみましょう」と推奨した。いったん立ち上がると，私はサムにどこかの筋肉に気づいたかどうか訊ねた。すると彼は脚の上面を指しながら「ちょうど立ち始めるときに，脚のこの辺りの大きな筋肉を感じた」と語った。私からは，動き始めようとして椅子を腕で押したので，腕の後ろの筋肉に気づきがあったことを共有した。最後に，まだ立っているサムに，もう一度，「背中はどうですか？」と訊ねた。サムは，「良いね，良いよ」と語ったのだった。

感じること，選択することから，行動することへ

　第2章と第3章では，内受容感覚と選択することという，トラウマ・センシティブ・ヨーガ（TSY）の実践におけるとても重要なことについて理解を深めた。今や，私たちに与えられた鍵となる質問は，ひとたび何かを感じて，何かを選び，それから何をするのか，である。多く

のトラウマを抱える人々にとって，体の感覚に気づくことは大きな試練である。そして，もうひとつの大きな試練は，いったん何かを感じたら体を使ってすることを選ぶことである。もしかしたら，すべてのなかで最大の試練とは，体で感じることに従って実際に行動をとることかもしれない。「何かを感じること」，「何かを選ぶこと」から「何かをすること」へ飛躍を遂げるためには，その人が自分の体を役に立つ機能があるものとして信頼しなければならない。しかし，トラウマを抱えるということは，自分の体が役に立たず，無力なものと感じながら生きることである。そこで，すぐさま私たちはジレンマを感じるだろう。トラウマを抱えた体は慢性的に影響を受け続けてきた。そのため，自分が体に対して何か行動を起こす主体であることは滅多になかったといえる。実際，クライアントが経験したような試練を乗り越えるために主体的に行動することは，生物体として意味のないことであったと考えられる。第3章で述べたように，私はこの言葉を意図的に使っている。なぜならば，特に虐待や混沌とした環境で生まれたり育ったりした人にとって，主体的な行動は意識的な選択にはないかもしれないからである。彼らのエネルギーは，ひたすら生き抜こうとするために費やされたのかもしれない。だが彼らがトラウマから癒えるためには，それ以上のことを始めなければならない。そのために私たちは，自分の体を行動と変化をもたらす成功した主体として再生しなければならない。

行動，意図的行動，有効な行動

　行動をとるということは，より大きな前提となる説明であり，その構成要素は3点ある。この説明のあと，私は「**行動をとること**」という言葉を用いるが，そこには行動することの要素のすべてか，一部を含んでいる。私たちの見解では，行動をすることの治癒的価値に3つの構成要素すべてが含まれなければならないことはない。
　3つの構成要素は次のとおりである。

- **行動**：純粋な筋肉運動として何かしら体を使ってすること
- **意図的行動**：考えや気持ちに従って意識的に何かしら体を使ってすること
- **有効な行動**：体がより心地よく感じると気づくように何かしら体を使ってすること

行動

　どの行動も意図したり有効であったりする必要はないが，どのヨーガ・フォームも何かしら体を用いてする機会を提供する。この章の冒頭の例に照らし合わせてみると，サムのした行動とは立ち上がることであった。これは純粋に運動上のことである。その結果，彼は体を座位から立位へと動かした。TSYとトラウマ治療では，単に体を動かした，つまりその動きが何かしらの意図したものでなくても体を使った行動となるものがある。これは，特に理由なく，私

たちが腕を動かすことを選択するときの行動である。この現象は純粋な運動によるものであり，そこに見通しや検討も必要ない。ヨーガ・フォームの文脈という環境下で，単純に行動することが非常に治療的となるクライアントもいる。

意図的行動

　しかしながら，この章の冒頭のサムの例を考えてほしい。サムが立ち上がったときに行動を起こしてるが，TSYの文脈で行動を起こすことを全体的に理解するためには，他にもいろいろなことが起こっていることに着目しよう。立つ前にサムは自分の背中にある不快感に気づいて，TSYファシリテーターに感じていることを伝えた。ファシリテーターは，立つことを推奨した。つまりサムが何かしらの動きをとっただけでなく，背中にある不快感への気づきとTSYファシリテーターからの推奨もあわせて起こっていたといえる。ファシリテーターがサムに立つという推奨をしたとき，本当のところはわからないが，おそらく立つことで背中がより心地よく感じるかもしれないと，彼も考えついただろう。少なくとも「私は座り続けるか，立とうか」という考えもあったろう。たとえ，推奨によって立つという考えに至ったとしても，サムの立つという行動は，つきつめればサム自身の考えや彼が体に感じたことに従うという目的をもって行われたのである。これは意図的行動となる。この図式に当てはめれば，意図的行動とみなされるには目的が伴う必要はあるが，それはクライアントとTSYファシリテーターのどちらからでも起こりうる。クライアントに選択がありながら，行動を強いられるのでないかぎり，ひとたび行動に従ったら，その人が行動の「行使者」である。

　計画的に目的をもってした行動を，意図的行動という。意図的行動は，「背中がつらくても耐えよう」，「座るより今すぐ立つほうがいい」，「両足が力強く感じるため，脚を使って立ち上がりたい」など，何かしようと決めるときに起こる。はっきりしているのは，こうした気づきに従って行動することがトラウマ治療の文脈においてとても有益となる。実は，これはエンパワメントの定義として非常に良いかもしれない。私たちがみてきたようにJudith Hermanは，これをトラウマ治療の中核部分とするよう奨めている。

　第3章で論じたTSYの方法論の重要な要素である「選択すること」，「行動」，「行動すること」を比較しても有益だろう。これまで述べたように行動と意図的行動は，選択の結果である。より厳密には，行動は選択に従うものでも，そうでなくともよい。意識しない行動という現象もあるが，意図的行動は必ず選択が根底にある行動である。意図的行動とは目的を必要とするものであり，その目的には選択を必要とする。そして目的のために何かをするには選択する権利が必要となる。意図的行動とは，どれだけ目的が不明瞭だろうと行動するときに選択するものである。私たちは行動によって達成したいことがわかっているか，あるいは漠然とした考えがあるだけかもしれない。それでも，TSYの取り組みは，クライアントができるだけ多くの意図的行動をとる手助けをすることである。

有効な行動

　行動をとることの最後の要素は有効な行動である。この行動は，単体で成り立つ行動で，ほかのふたつとは趣きが異なる。サムが意図的行動をとったあとに生じた，次のふたつのことに注目してほしい。ひとつは，ファシリテーターが「今は，どのように背中を感じますか？」と訊ねたところ，サムは「やぁ，ずいぶんと良くなった気がする」と答えた。ときどき人は質問した者が聞きたいと思うことに調子を合わせて答えることがあるから，いつも真実を語っているとは限らない。ここでサムが実際に感じたまま答えていると仮定しよう。サムの答えは，トラウマ治療をひも解くパズルの1ピースであるし，事実，内受容感覚への行動を導いている。サムは選択をして，立つという目的を伴った意図的行動をとった。そして背中が良くなるという内受容感覚に気づいたとき，これこそサムが「**有効な行動**」をとったといえる。有効な行動とは，行動や意図的行動そのものではなく，行動や意図的行動に「**プラス**」した出来事である。行った行動によって，何かしら良くなったと感じることに気づく経験である。これは，たとえ意図してなくても，結果として行動が有効となりえたと気づく経験である。たとえば，「私は，それとない理由で立ち上がったのだが，そうしたら背中が楽になった。背中がとても痛んでいるのか気がついていなかったんだ！」というような出来事をいう。私たちは，とった行動が有効かどうか試してみるまではわからない。サムの場合，行動の有効性を確認するためにもう一度試してみて，行動をするのに用いた筋肉に注目した。彼は，立つのに用いた具体的な筋肉を感じたし，こうして背中が楽になったことを認めることができた。内面の過程を描写してみよう。サムが足の筋肉を感じられると気づいたことで，気づきを座位から立位へ移行させるために利用することができた。結果として，ある目的のもとで脚の筋肉を用いることにより背中が楽になったといえる。単純化しすぎるようだが，できるだけクライアントが意識できるように願う過程でもある。クライアントはとった行動のすべてが有効な行動と結びつかないかもしれないが，結びつけばトラウマ治療の全体の過程においては非常に役立つだろう。サムは行動をすることの過程から，自分の体は感じることができる，主体性がある，効果的で複数のことを感じることができる，自分の感じ方を変えるために意図的に何かをすることができる，という新しい真実を自分の生物体のなかに築きはじめたのである。この過程は，健康な生命体の機能なのである。

　しかし注意してほしいのが，TSYの文脈で以前に述べたように，もしもサムが立ったあとで背中に変化を感じず，もしかしたら悪くなった気がすると気づいたならば，それも等しく妥当なトラウマ治療である。この過程を治療に役立つものとするのに，サムが有効な行動をとることは重要なことではない。重要なのは，サムが内受容感覚に気づき，選択し，行動をとることができたことにある。何かしらの行動の結果として人々が気持ちよくなることが求められたり期待されたりするのではない。有効な行動は，数あるなかでの単なるひとつの可能性である。TSYで行動することとは，より良い方向となる変化に気づくことを求めるのではなく，ただ変化に気づく可能性にかけているのに過ぎない。たとえば，サムが立つと背中がますます痛む

気づきがあれば，彼とTSYファシリテーターがゆっくりとしたひねりや座位の前屈みのような，ほかのヨーガ・フォームを試すことも可能だろう（第8章を参照）。もしかしたらサムは，こうしたフォームのうちのひとつが背中の痛みをやわらげるのを発見するかもしれない。もしも，その日はやることすべてが良くないなら，TSYを完全に止めて，TSYファシリテーターが資格をもつ心理臨床家であれば会話による療法のような対応をしてもよい。数いるクライアントのなかには，行動をとることの運動的な側面のプラクティスをする人もいるし，行動をとることの意思の側面に着目する人もいるし，行動が有効となるときについて注意を払う人もいるだろう。TSYでは，クライアントが耐えられるかぎり，できるだけたくさんのすべての可能性を利用できるようにしたいと思っている。

　私たちが複雑性トラウマを経験した人々と取り組んで経験したのは，いつもでも，この過程が道のりの途中で中断となってしまうことである。クライアントは初めのうちは背中の張りを感じないかもしれないか，もし感じた場合もどうしたらよいか何も考えつかないかもしれない。あるいは考えがあったとしても，何をするか選択するとしても，選択したことを実行できないかもしれない。これまで述べたように，こうした中断に潜む理由は，トラウマに起因する脳の内受容経路の低活性といった神経生理学的な理由がある。ほかにも，自分自身を感じないことや，傷つきやすさを表明しないこと，行動することを直感的に信用しないほうが安全であるといった，トラウマにより学習された関係性が理由にあるかもしれない。私たちの目的からすると，そうした背後にある理由はそれほど問題ではない。実際のところ，トラウマ・サバイバーとの取り組みにおいて中断のひとつやふたつを経験するのはとてもよくあることである。これこそトラウマの影響とともに生きることが難しい主たる理由といえる。体を感じられないことや，体を用いてすることの選択ができないのである。何らかの行動をとること，体で感じることに従って行動をとることの難しさがある。先の例で，サムは前頭葉の再構築を始めたかもしれない。あるいは，TSYファシリテーターとの関係からサムが何かを感じ，他者にそれを表明し，行動することなど，選択しても安全で受け入れられることを学んでいるのかもしれない。本書を出版した現在も，私たちは数あるエビデンスをもとに考察できるが，それでも私たちはTSYのメカニズムを経験的にも決定的というまでには確信していない。それでも確かなことがある。サムは，トラウマによる経験とは異なった体の経験をしていることである。この事例で彼ははっきりと背中を感じ，それについて何かすることを選択し，選択に従って行動し，前向きな成果に気づいたのである。

内受容感覚，選択すること，行動をとること，を統合する

　私は，内受容感覚，選択すること，行動をとること，の組み合わせがTSYの核心だと考えている。これらは必ずしも1セッションですべての要素が伴う必要はない。しかし，私たちTSYファシリテーターは，いつもの過程にこれらを伴う方法を目指すべきである。先の例で

```
┌─────────────────────────────────────────────────────────────────────────┐
│                              行動（自動運動的）                            │
│  内受容感覚  ➡  選択  ➡  ─────────────────  ➡  内受容感覚（有効な行動）    │
│                              意図的行動（意識的）                          │
└─────────────────────────────────────────────────────────────────────────┘
```

図 4.1．内受容感覚，選択すること，行動をとることの統合についての直線的描写

私は，選択を伴う行動，特に意図的行動を見定め，内受容感覚を伴う有効な行動を見定めた。図4.1.は，これらを一度にもたらす方法を示している。

図4.1.は，私たちが体で感じる内受容感覚に気づくことから始まるが，これは体で感じるものに従った選択に結びつく。続いて意図的，または意図しない純粋な行動となり，内受容感覚へ戻る結果となる。これによって行動が有効かどうか決まる。この

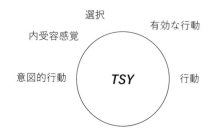

図 4.2．内受容感覚，選択すること，行動をとることの統合についての円環的描写

過程は，過去のトラウマに囚われて体がコントロール不能で生きるあり方から，今ここにある体，そして今ある状態や経験を別なものへと変容して生きるあり方への根本的な移行を示すものといえる。これらの構成要素はすべて，トラウマがたどる道筋とは正反対のものである。図4.1.は，その過程を理解するための一般的な方法を示している。だが，これはどことなく直線的なモデルで，柔軟性のない図式である。直線的に考えることが役立つ状況もあるだろうが，図4.2.で示されるような，そうではない別のモデルについて考えてみよう。

図4.2.では過程が直線的ではなく円形であり，円上に記されたどの地点から始めても良い。たとえば，ある経験を内受容感覚から始めることしよう。これはサムの事例であったように，背中が痛むと気づき，これが立つという思いの選択につながり，続いて目的をもって立つという意図的行動となり，さらに背中が楽になる気づきの内受容感覚につながった。これによってサムは有効な行動として理解できたのである。この循環は，立ち上がるという行動から始まり，それから立つと膝を痛めていることに気づく内受容感覚へつながり，そこから別の選択や行動に結びつけることも可能だろう。理解を広げてみれば，私たちが内受容感覚，選択すること，行動や意識的行動すること，またはこれらを組み合わせるかぎり，私たちはトラウマに閉じ込められはしない。

私たちが経験するのは，何も感じない，何をしたらよいかわからない，悪い感情を変えるやり方がわからないといった典型的なトラウマによる体の経験とは同じでない。そういったものとは異なった体についての新しい可能性を経験する。これは，Bessel van der Kolk が「いったん患者が感覚や行動傾向に気づくようになると……統御しうる資源に携わる新しい方法を探求することにとりかかることができる」（van der Kolk, 2006）と示したことである。

一度でもクライアントが内受容感覚，選択すること，行動をとることの心地よさと親しみを身につけ始めたら，あなたはクライアントとともにいっそう経験を「複雑」で「深い」ものにしたいと思うかもしれない。本書で提案されるヨーガ・フォームは，感じるものに気づき，選択し，行動をとるための多くの素材を提供している。それでもTSYファシリテーターに試練は続く。それは，過去の成功体験や過去に採用しなかった方法に成功の可能性を求めたり，いつか提案してみたらよいかもしれないという空想に浸る誘惑である。そうではなく，徹底して「今ここ」に起こっていることに集中することが大事である。広義のセラピーには，過去や未来について語る状況があるかもしれない。だが，TSYでは「今ここ」で起こっている経験と気づきに徹底的に焦点を合わせ，行動をすることにより，体で感じるものとの相互作用を試す機会なのである。

結論

　内受容感覚，選択すること，行動することの実践はTSY方法論の鍵となるものである。しかし，私たちが直面してきたほかのすべてのように，しようする行動は自分のために選ぶという自己動機づけの類である。複雑性トラウマ治療の文脈であるために，ファシリテーターはクライアントの利用しやすいように行動する提案が必要となる場合もある。だが，このとき命令や強制もしないことが決定的に重要である。どの提案や合図もクライアントへの心からの推奨として示される。行動は，自己動機づけがあり，内受容感覚に基づいてのみ価値あるものとなる。行動が外部から強制の結果であるなら，良くて時間の無駄であるか，最悪の場合は再トラウマ化しかねない。推奨するのは，注意深く進めながらクライアントが自分の動機によって自発的に行動をとる方法である。このようにしてヨーガのフォームを利用する機会をできるかぎり多く与えることである。

　私たちは，TSY方法論の基礎的要素である，内受容感覚，選択すること，行動をすることの理解を深めてきた。だが，第5～7章においても考察に値する重要なプラクティスの特質が挙げられる。現在の状況を示しながら，それが複雑なトラウマの治療にどのように影響するかを考察しよう。

第 5 章

今ここにあること

　数カ月の間，10代のためのグループが病院の入院患者のユニットで行われたことがある。進行の仕方は，トラウマ・センシティブ・ヨーガ（TSY）のために最初の15分間を使い，語ることによるトラウマ処理を45分間行うものであった。ファシリテーターはTSYと臨床心理学の両方の訓練を受けていた。ある日の午後，彼らは靴下のまま板張りの床に立ち，両足が地についていることへ注目してみた。ファシリテーターは全員に，ひとつは両足が地についているのを目で見て「理解する」こと，もうひとつは「感じる」ことのふたつの異なった気づき方を試すように勧めた。足が地についているのを感じるために，彼らはつま先からかかと，そして左右に体重を移動してみるよう勧められた。それからファシリテーターから「足が地についているのを感じますか？」と質問がなされた。シェリルという若い女性は，子ども時代に重大なトラウマ歴があり，現在は暴力事件で拘置中の状態にあった。シェリルは，それまでにそんな質問をした人間に出会った覚えがなかった。実際，これまで彼女自身，そのような質問を自分に問うた覚えすらなかったし，彼女の体が感じることに何か気づくように，ほかの誰かから勧められたことがなかったのである。彼女がそれを考え始めることは，実に奇妙な出来事のようだった。しかし彼女は微笑んだ。彼女は，このようなTSYをすでに2〜3カ月行っており，実際に「足が地についているのを感じますか？」のような台詞はセッション中にたくさん言われていたことを思い出したのだった。だが，シェリルはある理由から自分にはとても場違いとひたすら考えてきたため，まったくその言葉が自分に向けられていないように感じていた。そのような理由もあって彼女には聞こえていたのだが，入ってはこなかった。だがこの時，生まれて初めてその言葉が入ってきたのだった。彼女は好奇心を抱き，足で感じられるものに興味をもつようになった。床から敷物（ヨガマット）の上へ移動すると，彼女は触感に違いを感じられると気づいた。今度は，敷物から床へ戻ると，温度の違いを感じられると気づいた。しばらくの間，シェリルは自分の両足で感じられるものにすっかり熱中して釘づけとなった。

「今ここにあること」とはどういうことか？

　この章で私は、「今ここにあること」という考えが、なぜTSYで中核となる概念となるのか、そしてどのように促されうるのか、について焦点を合わせてみたい。TSYのこの非常に重要な概念を私たちの理解する文脈とするために、「今ここにあること」について違った考え方を示す必要がある。まずこれを始めるにあたり、私はあなたにひとつのプラクティスを勧めたい。

　先のシェリルの物語で描写したように、両足と地面とが接触しているのを感じるという洞察は、「今ここにあること」のためのTSYの基礎的な実践である。あなたが自分でも試したいのなら、立つか椅子に座って、可能であれば両足を床にぴったりつけてみるようお勧めする（図5.1.）。しかし、両足が地について感じることだけが、「今ここにあること」のプラクティスの唯一の方法ではない。読者は、これ以外に両手のひらの表面を合わせて感じてみるなど、体の表面で接触しているところならどこでも気づきをもたらすプラクティスができるだろう。この場合に重要なのは、体がその表面で接触している場所を見定め、そのつながりが感じられることを確かめることである。あなたの両足が床についていることに気づく、ひとときの時間をもとう。気づくための方法として、ひとつは目で見て理解することがあるかもしれない。もうひとつは、感じることである。あなたの足が床についていると感じるために、立位なら左右に動いてみたり、座位ならつま先やかかとで床をトントン鳴らしてみたりしてもよい。ゆらゆら動いたり、つま先やかかとで床をトントンしたりするとき、足の下に何かの感覚などがあることに気づくだろう。足であたりを少し揺すったり、滑らすといった、足が床についていると感じさせてくれるような、ほかの何かができるかもしれない。どの場合でも、足が地についているのを感じてみる時間をもってほしい。

　のちほど、「今ここにあること」のプラクティスに伴う仕組みを説明するが、今のところは、TSYで示す「今ここにあること」の意味は、**身体の**ことであって**思考の**ことではないと注意してほしい。「今ここにあること」には、いくつかの文脈がある。そこでTSYのプラクティスの文脈に結びつけるために、「今ここにある」・「今ここで」という概念が、どのように近年の精神保健・福祉領域に出現したかを簡潔に考察しよう。

ニュー・エイジ・ムーブメント

　20世紀後半になってから、私の文化的な生い立ちのなかで「今ここにあること」という概念が非常に強い考えとなった。Ram Dass の *Be Here Now*：今ここにある（邦題『ビー・ヒア・ナウ──心の扉をひらく本』）、John Kabat-Zinn の *Wherever You Go, There You are*（邦題『マインドフルネスを始めたいあなたへ』）、Echart Tolle の *The Power of Now*（邦題『魂が目覚める日々の言葉』）といった著作に代表される、1950年代以降の著名なすべての分野の文献が「今ここにあること」の探求に捧げられていた。

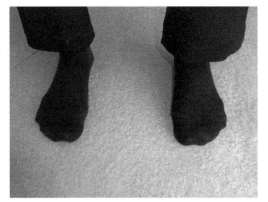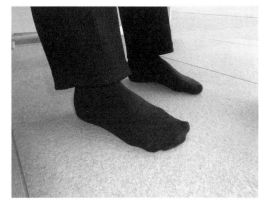

図5.1. 足を地につけるエクササイズ──「今ここにあること」のプラクティス

　これらの書籍はおおよそ100万冊を売り上げ，ニュー・エイジ・ムーブメントとして言及される。近代のスピリチュアルな探求と心理学的研究の非常に有力な構成要素を象徴している。一般的に，ニュー・エイジ・ムーブメントが「今ここにあること」に関わる経験の類は，思考による処理の側面を伴う。「今ここにあること」は，たいてい心のなかに生起する現実と説明され，必ずしも体で感じるものに関係がある必要はない。実際，このような「今ここにあること」は，影響を与える言葉で「**マインドフルネス**」とも表現されている。マインドフルネスをKabat-Zinn（1994）は，「自分が何者であるかを探求し，自分の世界観のどこに位置するかを自問自答しながら，私たちが生きている一瞬一瞬の完全さに対する感謝の気持ちを養うこととも関係しています」と語っている（邦訳（2012）からの引用）。

　足を地につけるエクササイズをしてみれば，すぐに私たちのTSYで求めるものがマインドフルネスと異なった「今ここにあること」の経験であることがわかる。TSYの視点である体の活動から始まる「今ここにあること」の経験に対し，ニュー・エイジ・ムーブメントでは心の活動からの始まりに焦点を合わせている。Kabat-Zinnらの「今ここにあること」のプラクティスの方法について子細に踏み入るのは本書の役割ではない。だが，本書でも扱う「今ここにあること」という考えが，私たちの生活の質（QOL）に役立つという見方を社会の人々に知らせたことは，とても価値のあることで注目に値する。マインドフルネスが数千年のあいだに世界の多くの文化に深く浸透してきた一方で，Kabat-Zinnらによって西洋の精神文化と宗教を問わない一般の人々に「今ここにあること」の考えが広められ，研究され，実践されるに至った。このことにより，おおいに公益性をもつことになったのである。TSYも確かにその恩恵を受けている。

臨床上の理解

　ニュー・エイジ・ムーブメントの文脈の「今ここにあること」の発展のほかに，臨床コミュニティ内の同様の現象について調査したものがあった。とりわけ臨床コミュニティではトラウマの理解に力が注がれた。私たちが臨床場面で「今ここにあること」の役割を理解する方法は，非トラウマ記憶とトラウマ記憶を比べて理解することである。込み入った話であるが，それは非トラウマ記憶がトラウマ記憶とは生体内で異なって処理されるという現在の理解から始まる。そのもっとも重要なことは，前頭前皮質のように，通常では記憶の貯蔵・処理と関係する脳の部位がトラウマによって大きく影響を受けてしまうことである（Samuelson, 2011）。トラウマ記憶は，脳の実行機能部位で主として扱われるのではなく，主に脳の情動を司る部位や辺縁系で処理される（Samuelson, 2011）。重要なことはトラウマ記憶が貯蔵・処理される経路自体ではなく，むしろトラウマ記憶が生存に影響を与える可能性があるために健康を害する重大な徴候があると研究者が指摘したことだ（Morey, Dolcos et al., 2009）。その病理である個人の苦悩は，最初に生体が処理してトラウマ記憶が形成された方法のせいではなく，トラウマ記憶がくすぶり続けて将来の経験へ大きく影響する。Rajendra A. Morey（Morey, Petty et al., 2008；Morey, Dolcos et al., 2009）と Rachel Yehuda（Yehuda, Keefe et al., 1995）のような研究者らは，トラウマ記憶が非トラウマ記憶を抑圧し，トラウマを抱える人の新しい学びと経験を非常に困難なものにさせると指摘した。記憶に関する核心的な最近の研究では，宣言的記憶と呼ばれ，多くが前頭葉で編集処理される通常の記憶は，時間が経つと変容すると指摘されている（Bridge & Paller, 2012）。私は，いくらか流動的であいまいな記憶の力というものは，健康的な側面であると考えている。つまり，私たちの記憶というものは，私たちが思うほどしっかりしていないということが重要かもしれないのである。対照的に，Bessel van der Kolk は，トラウマ記憶を「追体験によって永遠に変化しないもの」と形容した（van der Kolk, 1994）。このトラウマ記憶の「永続性」は，「追体験」の呪文となる。それゆえ，私たちはトラウマ記憶を二律背反のものとして理解できる。もし記憶が永遠に居座るのなら，新しい経験が入る余地を許さない。この前提に立つと，新しい経験を得るためには「今ここにあること」を受け入れる必要があるのだが，トラウマ記憶がそれを難しくしていると理解できる。これが「今ここにあること」，つまり実際に「今ここにある瞬間」を経験する方法の理解がトラウマ治療の核心となるほどに重要な理由である。

　van der Kolk は，トラウマを抱えた人々が「今ここにあることに，十分に結びつくことが困難である」として，この難題を要約した（van der Kolk, 2006）。van der Kolk は初期研究でトラウマを抱えた人々を永遠のトラウマ記憶にはめ込まれて動けなくなっていると形容したが，「今ここにあること」ができないことがトラウマの苦悩の本質であるという見解を繰り返し言及している。興味深いことに，van der Kolk は脳研究と臨床のトラウマ治療を考慮して「今ここにあること」を述べている。ニュー・エイジ・ムーブメントで語られたような存在論的現象として述べたわけではないだろうが，「今ここにあること」が困難な人々は苦しむという，含

みのある意図は同じであった。**トラウマを抱えた人々は，「今ここにあること」に，トラウマのない人々よりもさらに苦難の時間を過ごすため，ますます苦しむのである。**

　ニュー・エイジ・ムーブメントとvan der Kolkらの臨床研究との両方の視点から，「今ここにあること」の困難さは，幸福な人生を生きるため，そしてトラウマを癒やすために介入すべき問題である。このふたつの視点が明らかに示すのは，ある意味で参加する者を同じ位置に立たせる。つまり，「今ここにあること」は，トラウマ治療に関係なく私たち全員に利益をもたらせるものといえる。確かに，利益は複雑性トラウマを経験した人のほうが高いものであるが，クライアントとファシリテーターが何かしらの共通のものを共有する。私たちのどちらも「今ここにあること」のプラクティスができるし，そこからもたらされる利益を得るだろう。私たちが続けて複雑性トラウマ治療として「今ここにあること」が機能するための道筋について具体的に検討していくにしても，読者はこの共通点を心に留めておいてほしい。先に指摘した事柄や多くの研究によれば，体のなかで再現されるトラウマ記憶によって過去に閉じ込められるので，その治療は必然的に「今ここにあること」ができるように関わるのは明白である。トラウマを抱える人々は，どれほどまでに「今ここにあること」が困難で，常に過去に囚われることが痛みを伴っているのかを理解しよう。そのうえで，ケアの提供者である私たちは，どうすれば「今ここにあること」の瞬間をクライアントが利用できるようになるのか，自問しなくてはならない。

複雑性トラウマの治療としての「今ここにあること」とはどういうことか？

　私たちは，記憶を貯蔵し訂正する能力に影響を受けたトラウマ被害者にとって，「今ここにあること」が臨床の上で試練となると理解できるだろう。だが，ほかにも考慮すべき重要な視点がある。次の話題に入るため，ふたつの質問から私たちに要求される少し単純化された線引きをしてみよう。「今ここにあること」とは，認知的な経験や考え，存在論のように考えられるものなのか。もしくは，私たちの体で感じる何か経験的なものなのか。これらふたつは相反するものではないが，この選択肢しかないものとして，これに同意するならば，そのときは経験的な偏りもなく「今ここにあること」という考えがもてるだろう。つまり，「今ここにあること」の視点が思考面だけであるなら，どのようにして「今ここにあること」を知るのだろうか。私ならばこの文章を書きながら座っているまさに今，「私は今ここにある」と考えるだろう。だが，すぐさま私は旅行予定のアムステルダムに思いを寄せ，「来月にアムステルダムへ行くとき，どんな気候だろうか？」と考えることもできる。私は，昔に歩いたことのある風が吹く街道や大気の香り，そして走る自動車の音などについて考えるだろう。マサチューセッツ州ケンブリッジにあるカフェに身を置きながら，オズの魔法使いに登場するドロシーが脳内で「私の家は，この世界にはない」という呪文を用いて自分をカンザスの実家へと連れ戻すのと同じ方法で，私自身をアムステルダムへと追いやるのである。実際のドロシーはカンザスにある自分のベッドで目を覚ましたが，きっと私たちの思考の経験の多くは現実ではないことに関

係する。だから，自分が目を開けた瞬間にアムステルダムに居るとは到底思わない！　こうしたことから，「今ここにあること」の経験のために思考を用いることが意味ある根拠となるのか，少なくとも疑わしい。TSYでは「**実際に**」起きていることへ関心を寄せるし，実際に起きていることには「**必ず**」体が関わるのである。

　私たちは1950年代に始まったニュー・エイジ・ムーブメントから話題を始めることで，「今ここにあること」の検討を始めたが，「今ここにあること」の研究は，西洋の伝統でははるか昔のギリシア哲学の黎明期にまで遡ることができる。紀元前500年ごろにギリシアの哲学者ヘラクレイトスは「同じ川に二度と入ることはできない。なぜなら，今あなたの元を流れゆくのはいつも別の水なのだから」と言った。この主張は，記憶が時間と経験とともに変容すると指摘する現在の記憶の研究とどこか似ている。しかも，ヘラクレイトスは「今ここにある」ことの意味することについて非常に興味深いことを述べている。水の分子は，あまりにも速く動くため厳密に同じ水の分子のなかに踏み入ることは到底可能とはいえない！　TSYにとってもっとも重要なことは，ヘラクレイトスが説明した経験とは，何かの認識としてではなく体の経験として同じ川に入ることはできないということなのである。経験の媒介物としての体を通して，まさに今起きていることと相互作用する力を伴うものが経験である。そして，起きていることは絶えず変化して，いつも新しいのである。

　そこから，私たちが述べているトラウマの理解について考察することができる。トラウマ化することは，新しい経験を積むことができないということである。トラウマを抱える人々にとって，ヘラクレイトスの川の水は不自然にすっかり滞ってしまい，そのため彼らがいつも入る川の水は同じものになっている。トラウマやトラウマ記憶は，van der Kolkが表現する「永遠（永続的）」なのである。これを別の表現でいえば，トラウマを抱えた人にとって「今ここにある」ことは，いつもトラウマのなかで「停止している」経験であるといえる。トラウマは，トラウマそのものへ滞らせて自然な流れを歪め，新しい経験を得ることがますます不可能となり，実際に保持される経験はトラウマのみとなるのである。読者も想像してほしい。運命の残酷な仕打ちのため，「今ここにあること」がトラウマによる恐怖をいつも感じることを意味するならば，いったい誰が「今ここにあること」を願うだろうか。誰一人としていないだろう。しかし，これが複雑性トラウマを抱える人の経験を言い表しているのである。彼らはいつもそのなかに永遠に閉じ込められているのである。

　また別の表現をすれば，トラウマを抱える人は，そうではない人のように新しい経験に開かれて新しい経験をしながら生きているのだが，彼らは強制的にトラウマの経験を新しいものとして繰り返し経験するのである。結局のところトラウマとは，新しい経験ができないという経験なのである。私たちは，「今ここにあること」の理解に新しいものを加えつつある。体の経験の重要性に加え，基礎となる新しい経験をする力についてである。ヘラクレイトスの話に戻ろう。彼は「唯一不変なのは変化である」という言葉を残した。トラウマを抱える人にとっては「唯一不変なのはトラウマである」といえる。トラウマが実在をもつものとして理解すると，それは変化の力を強奪し，トラウマ自体が体に君臨している。TSYの取り組みでいう「今こ

こにあること」とは，体で起きていることを経験することであり，体で起きていることはいつも新しいものとして経験されることである。このことにより，過去にあったものとけっして同じものではないという学習が伴うことになる。もっとも重要な「今ここにあること」について，どのようにプラクティスを行うかという話の前に，本書のなかで私が読者に何度も注意してきた概念に，ようやく話が戻ってきたことを指摘したい。

内受容感覚──補足

　TSYでは，「今ここにあること」のプラクティスのときに，私たちは体を使って始める。「今ここにあること」は，いつも体の経験である。私たちは「私は今ここにあるのだ」という思考には関心をもたない。なぜなら先に学んだように，思考は起こってもいない場合もあるからである。この視点から，トラウマとは考えていることが主たる問題ではなく，体で感じていることが何も感じないことや，痛々しく傷つけられ破壊された体のなかに変化することなく永遠に閉じ込められていると感じることの問題といえる。繰り返すが，van der Kolkはトラウマが保存されるあり方を「トラウマ記憶は，そうして通常の想起という歪曲された形でではなく，感情喚起状態，身体（ソマティックな）感覚や視覚像（イメージ）として出現しえた可能性がある」と述べた（van der Kolk, 1994）。ここでTSYにとって重要なことが示唆される。余談だが，TSYにも通じるこの示唆は，ある意味では，確実に身体（ソマティック）の細部に刻み込まれた外傷性記憶が時間とともに変化しやすい宣言的記憶よりも信頼性が高いということである。だからこそ，私たちは現実に対処しており，その事実が認められれば，トラウマを抱えた人をより助けることができるだろう。また，トラウマを抱えた人は，自分の体がトラウマに囚われていたり，いつもトラウマに反応したりする。これは，自分の体や内臓の現在の状態を感じるための脳の部分が損傷して感じられないからである（van der Kolk, 2006）。私たちの取り組みは，絶え間なく続くトラウマ再生ボタンを効果的に置きかえて，今ある新しい体の経験をもつ方法を見出す手助けをすることである。

　そこで私たちは，再び，この章の冒頭で扱ったプラクティスへと戻る。あなたの足がある場所を感じられますか。あなたの下にある床面を感じますか。あるいは，片方の脚を伸ばしたら，脚の上面にある大きな筋肉に何か感じますか。今，あなたの体の中ではたくさんのことが起きているか，意図的に起こそうとして，「今ここにあること」のプラクティスのためのたくさんの機会がある。読者は，私がここで説明していることが，本書のなかで重要な概念である「内受容感覚」についてであることに気づくだろう。そこで，研究対象である内受容感覚と「今ここにあること」の先になされた定義に補足が必要となる。具体的に「今ここにあること」とは，ある人の体の経験と神経生物学的な経験を適合することである。つまり，体で生起している足が地についていることや脚の筋肉が収縮していることと，脳内で生起している「**私は足が地についていると感じる**」や「**私は脚の筋肉が収縮しているのを感じる**」のような内受容感覚の神経経路はどちらも同じ現象を示しているのである。私たちがTSYで目指している「今ここに

あること」の経験は，体を用いて何かして感じることを伴うものである。ゆっくりとした座位のひねりをし，胸郭周囲の空間を感じてほしい。ゆっくりと顎を上げ，のど前方の感覚に気づいてほしい。それから，足を地につけて脚の下にある感触，温度，圧の感覚に本当に気づいてほしい。TSYの取り組みは，クライアントがさまざまなヨーガ・フォームを試し，それからトラウマに影響されない新しい「今ここにあること」の経験をもち，感じて，気づけるようクライアントに勧めることである。ヘラクレイトスの言葉を借りれば，川が流れるようにするのである。

「今ここにあること」を強調する TSY プラクティス

　「今ここにあること」を促すプラクティスに注意を向けよう。この章の冒頭で私が提起した例は「今ここにあること」のプラクティスとなるが，もう少し選択肢を紹介したいと思う。私は足を地につけて感じることができないクライアントもいることを指摘した。このことはトラウマの神経生理学的影響を含め，さまざまな理由から真実であると思う。もしかしたら，あなたは片脚か両脚のない戦争退役軍人や身体暴力の被害者と取り組むかもしれない。どのような場合でも，勧めるやり方は強制をしないことである。そして，どのような理由があるにしてもクライアントが体の経験をもつ方法として足が利用できるなら使えばよいし，彼らが本当に利用できる体の部位を見出す助けをしてほしい。

　「今ここにあること」のプラクティスでは，体を内受容感覚の経験の単なる媒体物とみなすことができる。もちろん，私は体が媒介物以上のものであるという主張をもっとも重要視する。だが，この章の目的のために少し分けて考えてもよいと思う。クライアントが感じられる体の部位が見つかるように取り組んでほしい。ひとつの事例を紹介しよう。私はトラウマ歴があり精神医学的特徴をもち入院している3人の10代の若者の集団に関わったことがある。私たちは週1回ともにTSYを行っていたが，ある日，足が地についているのを感じる実験を試みた。だが，いくつか訳あって3人とも非常に苦難となり，取り乱すようになった。そこで私はすぐにほかのことを試してみた。私が意図したのは，「今ここにあること」と，体を用いたプラクティスを維持することであった。私たちは，鉛筆，紙，糊の入ったボトル，ステープラー，カップがのったテーブルに座っていた。そこはいつも使う部屋とは異なる教室だった。私は3人にテーブルからそれぞれ違う物を手に取るよう勧めた。そして物を取り上げるのに関係した体の感覚を感じてみるよう勧めてみた。私たちは手で異なる感触や温度を感じることで，「何かに触れている！」という感じに気づき始めたのである。

　次に私は，物の重さに応じて腕の異なる筋肉を感じられるか注目するよう勧めた。これは，両足を地につけるエクササイズで生じたような挫折感や動揺とは対照的に，楽しく興味深い活動となった。より重い物を手に取るといくつかの違った腕の筋肉が感じられることに気がついたのである。また私から何か勧めたりしなかったのに，使っている背中の筋肉を感じられたと気づいた者もいたのである！　この練習は，もともと私が計画していたものではないし，いろ

いろなところにあるヨーガ・スタジオでしているヨーガとは似ていない。だが，私たちが体を用いて動作を行い，感じられるものに気づいているのだから，TSYの核心的プラクティスといえる。私たちは，「今ここにあること」のプラクティスをしていたのである。

　もうひとつの，「今ここにあること」のための私が好んでいるエクササイズは，脚の大きな筋肉を利用するものである。あなたが試したいか，クライアントにやる気持ちがあり，可能であれば，クライアントに立ち上がってほんの少し膝を曲げるよう勧めてみよう。一度立ち上がり，スキープレイヤーがするようにほんの少し膝を曲げようとすると，脚の上面にある大きな筋肉の感覚に気づくかもしれない。これらの筋肉は大腿四頭筋と呼ばれ，このように立ち上がりながら膝を曲げるときに収縮する。体は，こうした方法で身体の構造を支えるように中心点へ向かって引きつけられる。あなたからは「もしよければ，気持ちを楽にして立ち，ほんの少しだけ膝を曲げてください。こうすると脚の上面にある感覚に気づくかもしれません」と推奨さえすればよい。形容詞は操作的になりうるので，できるだけ「張った」とか「力の入った」筋肉のような形容詞を加えないほうがいいだろう。役立つものなら，感覚の感じられそうな場所を指摘する方法として直接に指さすことができる。だが，そのときはクライアントが何かを感じるプラクティスのための十分な時間をとってほしい。一対一のセッションや小集団でなら，私はもっと直接的な言葉で「脚の上面の感覚に気づきますか？」と訊いてみる。読者は，このような直接的な質問をする際には，先に述べたように内受容感覚を多用することになるので，試す場合はクライアントのことをよく理解してからにしてほしい。大きな筋肉か，別の筋肉の収縮，伸展，休止のように実際に何かしてみて感じることは「今ここにあること」の経験であり，本書のどのヨーガ・フォームも経験を与える機会となる。

結論

　「今ここにあること」とは，何かを体で感じるプラクティスである。それは内受容感覚に直接関連するもので，非認知的な経験である。私たちは，クライアントが「今ここにあること」を想像することや，彼らが気づいた体の経験を物語るようなことを求めはしない。たとえば，クライアントが両足を地について何かを感じたなら，彼が以前に言葉にした体がまったく感じられない苦悩やその経験と関連づけてみるような求めをしてはいけない。徹底して経験をほかと比べないようにしてほしい。ある意味，必要以上の注釈はいらない。TSYのすべての場面で，クライアントに「今ここにあること」の経験をもつように強制はしない。私たちは，トラウマ治療の文脈で，彼らが感じるものに気づき，そこから「今ここにあること」の経験をもつための機会を作り上げるだけである。

　わかっていることは，ほかのすべてのことと同様に体を志向する取り組みである。だが，トラウマ治療に関係して体に起こった経験には，多くの質的事柄があり，さらに研究することが重要である。そこで体に焦点を当てながら，筋肉の動きについてより詳細に検討していこう。

第 6 章

筋肉の動きと呼吸法

　数年にわたり毎週の間隔で戦争退役軍人からなる小グループにトラウマ・センシティブ・ヨーガ（TSY）を実施したことがある。退役軍人たちは，痛みと精神医学上の健康状態のために相当量の投薬がなされていた。彼らは体にさまざまな障害を負っていた。そこで，早い段階から椅子を用いたヨーガをすることにした。ある状況下で，やや後方に寄りかかり，自分の体を少しもたれかけたまま保持することによって椅子に座った状態のままで体幹の強さのエクササイズを試してみた（図6.1.参照）。

　TSYファシリテーターは，彼らにこの体勢を保つために使っている筋肉に注目するよう勧めた。ひと息をついてから，中立の基本姿勢である座位の山のフォームへ起き戻り，それからもたれかかる姿勢から移行するにしたがって緩みを感じた筋肉に気づくよう勧めた。皆で一斉に数回してみたところ，グループ参加者の一人が「おなかの筋肉を感じる」と語った。ほかには「もっと後ろへもたれかかると，そのあたりの筋肉がさらに強烈に感じられる」と言った。グループ内でほかには「私は背中の感覚に気づく」と言う者もいた。

　そこからTSYインストラクターが全員に，もしもう少し強めてみるのに興味があれば，片脚を地面から持ち上げ，脚の筋肉に何が起こるかに注目するように勧めた。すると一人が，脚の上面の筋肉が「さらにきつく」

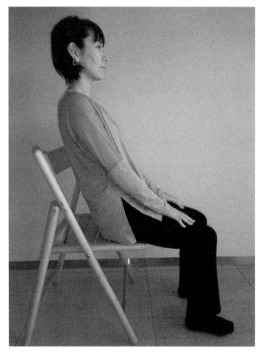

図 6.1.　座位の寄りかかり
──体幹の強さのエクササイズ

なったことに気づいた。ほかにも「この片脚を上げると，おなかの筋肉がよりつらく，より硬くなる気がする」と言った者もいた。ほか数人は，少しだけ片脚を上げて感じるものに注目していた。ひと息をついてから，彼ら皆は，中立の基本姿勢である座位の山の体勢に座り直した。TSYファシリテーターが「筋肉が少し緩むのを感じますか？」と訊ねた。すると「脚の筋肉が少し和らいだようです」と言う人もいれば，ほかには「ああ，お腹の筋肉が緩んだようだが，実は初めのうちは気づけていなかった。気づくのに2，3秒かかった」と言う人もいた。

筋肉の動きとは何か？

　本書で見てきたように，TSYで扱うことすべてが体に関わっている。筋肉の動きとは，私たちが感じることのできる筋肉に関連することであり，こうした内受容感覚を感じることができる事柄のことである。この章で明らかにするが，私たちが常にすることのひとつである呼吸を含め，私たちなりに体を使ってできる動的な体験はたくさんある。

　私たちは，人々が筋肉の動きを感じる手助けのために生理学の完全な理解をもつ必要はない。だが，習熟していくために役立つ用語がいくつかある。もし筋肉の動きについてのより徹底した理解に興味があれば，Coulter（2001）など生理学の優れた著書を調べてみるのもよいだろう。

- **増強／収縮**：筋肉は収縮する（中間点に向かって引っぱる）と，しばしば強まり増強（もっとしっかり，もっと強く）を感じる。たとえば図6.1.は，もたれかかるフォームで体を支えるように中心点へ向けて腹部の筋肉（より正確には筋線維）が引っ張られるときに収縮が起こっている。
- **ストレッチ／伸張**：筋肉を伸ばすとき，背中と肩のストレッチと呼ばれるフォーム（第8章のフォーム6）のように長く伸ばして伸張させる。これは背中の筋肉をストレッチ／伸張させる例である。
- **休止**：この意図しているものは，筋肉に何もさせないときのことである。言及するまでもないが，これも感じることができる。筋肉が休んでいるという経験をTSYセッションで行う例は第8章のフォーム集「休息」を参照してほしい。

　TSYでは，クライアントがこれらのすべてかいずれかを感じる機会とすることができる。ほかのフォームの動きによって，いっそう筋肉運動が感じられるものがあるだろう。取り組むのは，クライアントが体と結びつきを見出せるように助け，そこから感じることである。

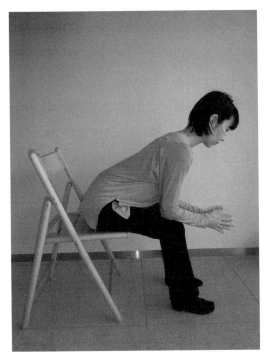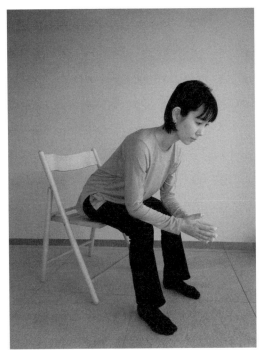

図 6.2. 座位——わずかに前傾する

強さの変化に気づくこと

　筋肉を感じるもうひとつの方法は，筋肉内の強さの変化に注目してみることである。つまり，ある筋肉や筋群が動き，そして反対の状態へ動的に変化するのを感じることから始まる。たとえば，このひとつの方法として，先の例と図6.1.で示されていた体幹の強さのエクササイズをしてみよう。読者は，このプラクティスを試してみるとよい。

　あなたがこのフォームをするなら，ゆったり背筋をすっと伸ばして座ることから始めるようにお勧めする。できるだけ，ただしばらくのあいだ小休止して，比較的心地よく背骨がすっと伸びるやり方でまっすぐ座ってみてほしい。用意ができたなら，少し後ろへもたれかかり，それからある程度の姿勢を保持しても良いだろう。図6.1.の見本を気軽に利用してほしいが，どれくらいもたれかかるかはあなた次第である。すべてはあなたの選択にある。しばらく，もたれかけた行動を検討し，あなたが心地よく感じる角度を見つけようとするかもしれない。あなたは，もたれかかり，ある角度を保つと体のいくつかの筋肉が用いられているのを感じるだろう。胴回りの筋肉，上腹部の筋肉，体幹の筋肉にいくらか強さが増すようになるだろうか。よければ，より強く活動的になるか，また触ってみて硬くなったとわかるほうが良ければそのようにしてみて，感じる筋肉に気づき，このもたれかかるフォームのまま過ごして，呼吸してみ

よう（TSYにおける呼吸については後半で説明する）。このときに，このフォームで何も感じなくても大丈夫である。特定の何かを感じることが期待されているのではなく，何かを感じても感じなくても，ひたすら気づくようにすることであるとわかってほしい。

　用意ができたなら，図6.2.のように背筋をすっと伸ばして座るか，ほんの少し前傾してみよう。すっと背筋を伸ばして座ったり，ほんの少し前傾になるときに，あなたの体幹の筋肉に変化を感じるかもしれない。背筋を伸ばして座るか，ほんの少し前傾になるときに，核となる筋肉がより中間の状態へ戻ってくる。つまり，もたれかかったときに，とても活性化するその筋肉が，まっすぐ座ると弱まるかもしれないし，前傾になるとより弱い鎮静化した状態となるかもしれない。これらさまざまなフォームでいずれかに動くにつれて，体幹の筋肉の動的な変化を感じるだろう。再度，この一連の動き全体をしてみよう。もたれかかり，保持して，背筋を伸ばして座り，前傾する，という流れを試してみて，筋肉の強さの変化に気づいてみよう。

　第8章では，あなたとクライアントが筋肉内の強さの変化を感じる機会を見出すために，さまざまなヨーガのフォームを提供しているので参考にしてほしい。

筋肉の動きが新しい「目的」を加える

　TSYを開発するにあたって長いあいだ，私は臨床家や神経科学者，ヨーガ教師の仲間と多くの会話を交わし利益を得てきた。そこから職業的経験から逸話となるような観察や，観察から実践的なものへと転化してきた。逸話となった観察には，トラウマを抱えた人が人生に意味を見出せないといった目的の欠如があることを経験した。私が述べる目的とは，「私の人生の目的は何か？」という意義と同じではない。望んだ結果に向けて歩いたり，走ったり，手を伸ばすなどの目的をもって体を使って何かするといった行動と同等の意味である。さほどトラウマの影響のない人にとって，行動はたいてい望んだ結果に結びつくだろう。私はもっとたくましくなりたいのでジムへ行く，私は体を動かしたいので散歩をする，私は政府に政策を変えてほしいからデモに参加する，私はあの食品がほしいので食料品店の棚の上に手を伸ばす——これらは，行動と目的の関係についての描写である。

　　　　　目的　＝　私は［〜する］
　　　　　　　　　なぜなら［〜の結果］がほしいからである。

　私たちは，それが前意識だろうが無意識といおうが，望む結果にさほど強く意識した考えがないまま行動していることにも，しばしば目的を伴う行動をしている。

　暗に示唆されるのは，トラウマを抱える人々にとって行動が非常に望む結果とかけ離れ，そのために目的自体から断絶されてしまうことである。ヨーガ教師として私は，ときどきトラウマを抱える生徒が慢性的にゆっくりで，伏し目がちで，呼吸も浅く，肩を丸めて動く姿を見か

けることがある。念を押すが，これは複雑性トラウマの特徴を示すある体の構えもあるだろうが，それとは別に幾人かの生徒に見受けられた目的を喪失した人の感覚として，個人的経験を解釈した例を示したものである。

　こうした現象について，Bessle van der Kolk は，「PTSD に苦しむ人々は世界のなかで迷子になっているようだ」と述べている（van der Kolk, 2006）。私たちは，行動が望む結果から切り離されてしまい目的を失う。つまり，私たちは世界のなかで迷子となってしまうのである。

$$\begin{array}{c} \text{目的がない} \\ [\text{世界のなかで迷子}] \end{array} = \begin{array}{c} \text{私は[～する]} \\ \text{なぜなら[？]} \end{array}$$

　私は，なぜ行為し，動くのか。そこには行動がある。私たちが目的もなくあちらこちらへと歩き，食料品店中を動き回るならば，それは動作しているにすぎない。TSY では，行動に目的を取り戻そうとすることができる。具体的には，筋肉の動きを活用しながら，筋肉を伴って起こることは無秩序ではなく，意識的にコントロール可能であると検討することから始める。

　たまに筋肉の強さが増減するのを感じたというのでは不十分である。だが私たちが何かをしているから，この感じが起きていることに気づくということがある。私たちは，**これらの力動と，それゆえに筋肉で感じることにコントロールする力をもち，目的をもってそれらを変えることができる**，のである。

　クライアントが寄りかかりそれを保持するとき，上腹部の筋肉に強さを意識的に生み出している。クライアントがそのもたれかかった姿勢から中間の姿勢に戻すとき，あるいはわずかに前傾するときには，腹部の筋肉を意識的に休ませている。クライアントが片腕を天井へ向けて伸ばす脇のストレッチで反対側へほんの少し寄せるとき，クライアントは体の脇の横側に感じる筋肉の伸張を意識的に生み出している。TSY ファシリテーターは何か「**意識して（意図的に）体のこれら筋肉の強さを増したり減じたりさせることができることに注目してください**」と述べて，ヨーガのフォームを探りながら「目的」をはっきりとした主題としてもよい。もしくは「あなたは，今ここで体に作り出している感覚を自分でコントロールしてもよいです。その強さを増したり減じたりしてもいいのです」と勧めてみよう。推奨することで，クライアントが自ら望む結果を得るために体を使って何かをする好機となる。ヨーガのフォームから実際の体の経験に事あるごとに結びつけて「目的」か，それに相当するものに意識して用いよう。私たちは望まれる結果を行動の成果として外側から意図的に結びつけられないが，クライアント自身はこれをすることができる。たとえば「私は脚の筋肉に強さを感じたいので，脚をもう少しだけ高く持ち上げたい」とか，「今はそこにある筋肉を感じたくないので脚を低くする」などである。

　トラウマ治療における価値は，「**あなた（クライアント自身）**」が体にこれらの感じを作りだしていると気づくことでもたらされる。それは気まぐれで起こっているのではない。あなたが目的をもって行動し，今ここで体が感じる方法で変えることができるものである。ヨーガの

フォームは，体の動きを意識的に作り出し，それらを感じるたくさんのプラクティスの機会を与えてくれる。

筋肉の動きに気づく「セルフ・タッチ」の方法

　クリニックへたどり着いた多くの人が，体のある部位を感じることが難しく，その体の部位に関わる筋肉の動きを感じるのが困難であることが過去何年もの私たちの経験からわかった。これは複雑性トラウマの文脈において標準的な体験であるといってもよい。この状態が確かにあるならば，ある特定の筋肉で起きていることの感触を得るために自分自身の手を用いることができる。私は腕の動きを感じることのできない，あるクライアントとTSYに取り組んだことがある。そのクライアントにとって，腕の筋肉に関連するヨーガ・フォームを自分がして，それが見えているのに，まったくその動きの変化が感じられないことは不気味で当惑する経験だった。腕の筋肉が押し上げられるフォームに懸命に取り組んでいるときでさえ，腕に見える筋肉が感じられないと報告した。これには神経学的な問題があることもある。だが，このクライアントは医師の診察を受けており，医学的な問題の兆候はなく，これが神経学的な問題ではないという前提に立ち取り組んでいた。それでも，クライアントは関心を失わなかった。腕を感じるための好機として，私たちで考えたエクササイズにとりかかった。私たちは，椅子に座り，ひじのところで腕の曲げ伸ばし，自分の手を置いて上腕二頭筋（上腕前面の筋肉）と上腕三頭筋（上腕後面の筋肉）に起きていることを感じようとした。クライアントと私は，どちらも屈曲と伸張とが往来して，これらの筋肉が変化するのを手で感じられることに気づいた。クライアントは，自分がしている身振りに自身の手を置いて，こうした腕の筋肉の変化を感じられて，非常に解放されるものがあった。実際に，「目的」についての議論に従えば，私の観察ではクライアントが筋肉の動きを感じたいという目的のために腕を動かしているようであった。私たちは数カ月かけて，さまざまなフォームを用いながら，手を利用して腕の筋肉を感じることや起きていると感じられるさまざまなことすべてを詳細に検討することにした。私たちは，決まってそのフォームにいつも立ち戻ってから，同じようにさまざまな筋肉で試した。最終的には，クライアントは手を直接に用いることなく腕の筋肉を感じることができるようになった。

　筋肉力動を感じる方法として，どのようなフォームでも良いので遠慮なく自分自身の手を活用することを勧めたい。ファシリテーターは，この選択肢をクライアントに提示するのもよいし，関心があればクライアント自身が気軽に試してもよい。

疎外から親交へ

　トラウマを抱える多くの人が体のなかに安心やくつろぎを感じないという疎外された経験をもっている。この疎外感とは，しばしばある体の部位や筋活動を感じられないといったことを伴う。また第1章で論じたTSYの理論的基盤にも関連がある。複雑性トラウマ理論では「混乱や暴力，ネグレクトにさらされた乳幼児にとって，感覚刺激の抑揚は危険性を孕んだものとなる。この段階では，非言語的な処理により，潜在的な危険の手がかりが一般化され，言語を介さずに定着した」ものと示唆される（Blaustein & Kinniburgh, 2010）。クライアントにとって初めて感じられることならば，筋肉で起こることは外側から知覚された感覚である外受容感覚の刺激として経験される。クライアントからすれば，感覚と意識的行動との結びつきが不明瞭なので筋肉の収縮や伸展は，自分がしたわけではなく外部から降りかかったようなものとして当惑や危険なものとして解釈される。さらにその部分が上腕二頭筋といった特定の筋収縮として感じるよりは，体のどこか漠然とした特定しようのない強さの感覚が感じられると一般化される。この経験によって体からの疎外と，わからないコントロール不能で分別のない感覚となり，恐怖感が悪化する。

　人生の初期にトラウマ歴をもつ16歳の少女と取り組んだ事例がある。彼女は，ほぼ毎日コントロール不能で泣き叫び，むせび泣き，壁に頭を打ち付ける状態に陥っていた。ときおり1〜2時間ほどほとんどカタトニアのようになり倒れていた。これらの出来事についてスタッフと彼女が話したとき，彼女は「体が痛いけど，それがどこからくるのかわからない」，「この感じが私の体のどこにあるのか理解できない！」と話していた。繰り返すが，医学的要因は考慮するのはもちろんであるが，体の感覚に対する医学的原因を示す論拠はなかった。この少女にとって，体と経験される感覚はずれていたのだ。TSYでの私たちの取り組みは，彼女が感じられる体の具体的事柄を発見する試みを中心にした。何カ月も取り組んだ末のある日，彼女は肩を後ろへ引き伸ばすときに上背部にある筋肉を感じた。肩甲骨同士を近づけて引くという具体的行動を感じることができ，腕を前へ伸ばすときに肩甲骨がほんの少し離れるのが感じられた。数分間これを試してみて，私は彼女に肩を前後へ動かすことで，体に異なる感じを作りだせると気づくかどうかを訊ねてみた。彼女は「はい！」と答えた。彼女は，肩を用いることから体で感じるものに自分でコントロールする力があることに気づいたのだった。この出来事は，彼女の感覚が所在なく漠然として脅かすことのない，自分の体との新しい関係をもたらすきっかけとなったのである。

動的過程としての呼吸法

　私たちが皆，絶えず関与して，もっとも動きを伴うもののひとつに呼吸が挙げられる。私たちは生きているかぎり呼吸している。呼吸は，私たちがもつあらゆる経験のなかのひとつである。そして私たちは，トラウマを負うときにも呼吸をしており，その後も呼吸をしていることは真実である。TSYでは，治療のためにいくらか特殊な方法で呼吸を利用する。

　学術文献では，呼吸とトラウマに関わる研究の大半がPTSDを前提としたもので，睡眠時呼吸障害（Krakow, Germain et al., 2001）や睡眠時無呼吸（Sharafkhaneh, Giray et al., 2005）といった健康状態に関与するとしている。これらの健康状態が，呼吸という行動を伴っていることはとても興味深い。研究が進むにつれて現在考えられている以上に，TSYに結果的に大きな影響を与えるものと思われる。しかし，現時点で私たちには情報が不十分である。トラウマ治療のため，TSYで呼吸を活用する方法について具体的で役立つ結論を持ち合わせていない。だが，そのことは私たちに呼吸についての関心がないということではない。

　私たちが呼吸のプラクティスを始めるきっかけに，私たちや複雑性トラウマを治療する人々による逸話と観察記録があったことは注目に値する。慢性的に浅く，うつろいやすく，不規則な呼吸と一般的な呼吸の仕方には，トラウマとの関連が示唆されるものと思われる。だが，私と同僚が何か思い当たるものがあったとしても，それが複雑性トラウマのある人の決定的な呼吸パターンであると結論するものはない。むしろ現時点では，慢性的なトラウマにさらされた人の呼吸の経験がどのようなものか，ほかの人に完全に伝わるものではないと考えている。しかし，主観的経験は客観的なものに勝ると考えるTSYの文脈では，それであってもかまわない。TSYの文脈で呼吸についてもっとも重要なことは，私たちが相互に行う数多くの体の動作と基本的に同じ動的現象ということである。呼吸も，胸郭，腹筋，肩，そのほかの体の動作のひとつといえる。

　これらの力動があるので，呼吸は体のものごとを感じる多くの機会を提供する。トラウマの文脈でみると，呼吸にとても複雑で緊張させる現象を起こさせるのは経験的に確かなことである。これまでたくさんのクライアントが，呼吸するだけのことがとても困難であると訴えてきた。「もっとうまく呼吸できたらと思う」，「呼吸したいのに体がそうさせてくれない」，「私は生きていたくないので深呼吸をしないのだ」，「誰も私に気づかないように今も自分で呼吸をひそめているのがわかります」などの発言を私は耳にしてきた。

　ヨーガには呼吸を研究対象とした非常に古く豊かな歴史がある。関心のある読者は宗教実践者と複雑な呼吸の実践が論じられた多くの情報が得られるだろう（Farhi（1996），Feuerstein（1998）など）。だがTSYにおいては，呼吸について単純なアプローチを採択している。私たちの目的は，生理機能を変化させる方法として呼吸を用いるのではない。また，私たちは交感神経系を活性化して元気になるためか，副交感神経系を活性化させて自分を落ち着かせるために呼吸の実践をするのではない。どこかに「より良い」呼吸法があるかのように働きかけるの

ではないのである。私たちにとっての呼吸とは，何よりも体を活用すること，感じるものに気づくこと，選択することを伴った動きの可能性を経験するための方法に過ぎない。トラウマにより呼吸を制限や抑制されるとすれば，クライアントが呼吸の動きの性質に取り組むことでまったく異なった「新しい」体の経験をもつ機会となる。私たちがトラウマ治療として新しい方法で呼吸して動いたりするときは，いつも穏やかで明確なやり方で行う。このように取り組みながら，クライアント自身の体が新しい経験をすることができずに，一見何の変哲もない筋肉の動きのなかに隠れているトラウマ記憶に抵抗もできずに，身を縮めることしかできないといったトラウマ的な観念に挑むのである。

　呼吸を動きとして経験するための具体的なプラクティスのいくつかを紹介しよう。リズムを探求する第7章では，太陽の息と呼ばれるプラクティスに焦点を合わせている。だがこの箇所では，太陽の息を用いて呼吸と動作の同調に取り組む。第7章では太陽の息がリズムを伴う性質のため論じられるが，フォームの動的な性質も強調することができる。例としては「息を吸って腕を上へ伸ばすと，背中にある筋肉に力がかかり伸びているのを感じるでしょう」と勧める。強調したいのはTSYとして用いる呼吸のプラクティスは，太陽の息だけではなく，ほかにも4つある。こうした呼吸のプラクティスのどれもが，本書で紹介されているヨーガ・フォームに取り入れることができる。「**呼吸への気づき，呼吸の動作，少し呼吸を足すこと，鼻呼吸**」の方法のどれもが呼吸の動的な性質に焦点を合わせている。

呼吸への気づき

　呼吸への気づきを試す方法は，TSYファシリテーターからプラクティス中に「呼吸していることに気づくかもしれません」と，機会があるごとに伝えて自覚へ導くことである。この推奨により，どのような期待も押し付けず，必要以上の相互関与も求めずに呼吸への気づきを生じさせる。これは必要に迫られてすることではなく，その事実を示しただけといえる。「呼吸していることに気づくかもしれません」のひと言が目的に適うために，短くてむらのある呼吸か長く浅い呼吸かといった「**どのように**」呼吸しているかは問題ではない。ただ，「**あなたが**」呼吸して「**いる**」ことに気づくための勧めに過ぎない。

　呼吸に気づくプラクティスの別の方法は，呼吸に関わる体の属性や体の感覚を感じてみることである。たとえば，鼻や口まわりの空気の動きを感じるかもしれない。これはまた呼吸するときに体の動き方を感じる可能性も含んでいる。たとえば，胸郭が呼吸するたびに動き，これを感じられるかもしれない。より具体的には，呼吸時には肋骨の間にある肋間筋と呼ばれる筋肉が活性化し，それらは肋骨に接着しているため胸郭が動くのである。また，胸や上背部と同様に上腹部あたりの動作もある。主要な呼吸筋だとされる横隔膜と呼ばれる大きな筋肉があり，これはだいたい肋骨下部あたりに位置している。呼吸するたびこの筋肉のおかげで肋骨下部あたりが活性化するのを感じるだろう。

　これらのすべてを感じられる可能性があり，私たちが呼吸していることに気づく道筋も与え

てくれる。このことによって呼吸は内受容感覚を感じるもう一つの方法となる。どのような内受容感覚の実践もそうだが，私たちは人々に何かを感じることを求めない。つまり，呼吸に関する体の動作という点では何もないとしても，ひたすら人々が感じたものに気づくよう勧めるのである。

> TSYファシリテーターにとって一般的に奨励したいことがある。呼吸を感じられるものとして推奨するときは，確実にファシリテーター自身が動きを感じることができるようでいてほしい。つまり，胸郭が動くのを感じられるかぎり，そのときはクライアントへ「呼吸をする時に胸郭周囲の動きに気づくかもしれません」と臆せず伝えてよい。もし呼吸時にあなたが胸郭の動きが感じられないなら，それを伝えないほうがよい。あなたがTSYを使用するために，あなた自身の内受容の経験による「真実」から出発することを一般的に信頼のおけるものとして勧めたい。あなたは何も感じていないのに，それを感じられるとするならば，あなたのすべての尽力は必要な一貫性を欠くのである。

呼吸の動作

呼吸に関わる体のうちの動作のほかに，呼吸自体も動きがある。TSYファシリテーターはプラクティス中にいろいろな時点で「呼吸が動いている」という簡単な合図を加えてもよい。それは真実を伝えていることなのだから，私たちは安心して加えることができる。人により，とてもゆっくり，とても速い，不規則，浅めなどのように呼吸しているだろうが，生きているかぎり決まった呼吸動作がある。私が述べるその呼吸動作とは吸う息と吐く息の関係である。

呼吸を足すこと

このプラクティスは，筋肉を新しい方法で用いるか，まったく新しい筋肉を活用する機会となる。たとえば，私たちは体を鍛えるとき，ある筋肉をほかの筋肉よりも強調して鍛えるため，単調な動きとなる。トラウマを抱えた人々の単調化した呼吸はトラウマと関係しているかもしれない。たとえば，トラウマを抱えた人々から教えられたことがある。それは，彼らが加害者に見つからないよう学んだ方法のひとつとして，非常に浅く静かな呼吸をすることであり，その呼吸の仕方が癖となったというのである。しかしながら，私たちの目的からすれば，呼吸の仕方が直接トラウマに結びついているかは差しあたり重要ではない。重要なのは，呼吸を少し足すことによって，私たち自身が新しい動きへと結びつき，その結果から何かを感じて新しく活用できるようにすることである。

これを始めるにあたり推奨できることは，「あなたが今あるところから始めて，もしよければ吸う息を少し足し，吐く息も少し足してみてもよいかもしれません」というものである。一

般的に，少し呼吸を足すことに関心をもったクライアントが，吸い込む呼吸をしすぎてくらくらしたり，不安を感じたりする原因にならないようにしよう。吸う息と吐く息を同じくらいにするよう心がける。主要な目的は，どのような期待や強制もなく，息を少し深くしたならば体がどのように感じるか気づくことである。クライアントが少し呼吸を足すときに，息をするにしたがって体が動く仕方を感じて気づくように勧めてみてもよいだろう。クライアントは，これまで呼吸をするときに体が動いているのを感じたことがなかったかもしれない。そしていつもより少し深めに呼吸してみてから，ようやく呼吸の力動の性質を感じ始めるだろう。このようにして，呼吸を少し加えることで新しい体の経験をもつ機会となる。トラウマの文脈では，新しい体の経験がトラウマ記憶を引き出すかもしれないが，そうしたことも固着したトラウマの前提から抜け出し，新しい内臓感覚を経験する好機となるだろう。あなたが臨床家として自分の専門的な訓練と免許の範囲内で適切に仕事をしていれば，新しい呼吸の仕方がもたらしたこの複雑な経験をクライアント自身が管理できるように助けるすべを知っているだろう。

鼻呼吸

　最後に挙げるものは，これが口呼吸よりも鼻呼吸のほうが良いからではなく，単に呼吸を用いるのを試す方法として紹介される。TSYファシリテーターは「もしよければ，鼻から息を吸ったり出したりしてみましょう」と伝えてもよい。クライアントが口呼吸をしていたとして，鼻呼吸を試す勧めは新しい経験を開くかもしれない。鼻呼吸による呼吸は，いろいろな筋肉を活性化するだろう。クライアントに口呼吸と鼻呼吸するときに体の異なる筋肉を使っている感じがするか注目するよう勧めてみよう。

　私が鼻呼吸を紹介するときは，鼻呼吸が不快ならばいつでも口呼吸に戻ることができることをクライアントに伝えている。

　繰り返すがTSYの文脈では，ある呼吸の仕方がほかの仕方よりも本質的に良いという見方はしていない。これらのエクササイズはすべて，新しく意図的な方法で体と相互作用するための単なる機会に過ぎない。クライアントがいつもコントロールする力をもっており，あなたはいつも命令ではない推奨するやり方で提示するのである。

結論

　複雑性トラウマのサバイバーにとってもっとも共通する体の経験とは，まったく何も感じないことによる疎外である。もっと正確には，何かしら体に起きている場所を特定できずに，コントロールする力がないままにある恐怖である。呼吸を含めた筋肉の動きを感じ取るプラクティスで，体の許容範囲の感覚と，特定の筋肉に意図的に何かを起こさせる能力の両方を調べることができる。私たちはたくさんのヨーガ・フォームと呼吸のプラクティスを用いるかもし

れないが，フォームと呼吸のプラクティスは目的のための手段でしかない。それ自体が目的なのではないことをしっかりと覚えておいてほしい。フォームと呼吸のプラクティスのどれが役立つかはクライアントが選択することになる。私たちはただ着想を示すだけである。最終的には，感じられる身体と，非常に具体的で自分でコントロールできる筋肉の動きに慣れれば慣れるほど複雑なトラウマの影響を癒すことができるだろう。

　私たちが次に焦点を合わせるトラウマ治療の側面は，リズムという現象のさまざまな側面をもつものである。これには体という文脈で，動作と流れの感覚，時間の経過についての知覚，他者との結びつきを適正に再構築することが含まれている。

第 7 章

リズム（律動）

この章ではトラウマ・センシティブ・ヨーガ（TSY）に適用されるリズムのさまざまな側面を説明する。3つの事例から始めよう。

動作を取り戻すこと——事例①

ヴァイタルは、「私たちがこのフォームを初めてしたとき、私が再び衝撃を受けたのを覚えていますか？」とセラピストと両足を持ち上げ抱えてながら言った。

「私が足の筋肉を感じたとたん、そのときに直ちに彼らが私の背後にやって来ているようだった」。ヴァイタルは、中央アフリカ共和国出身で、監禁され、繰り返しレイプを受け、拷問を受けたサバイバーであった。彼女はセラピストであるマリアと出会い、最終的にヨーロッパに亡命することになった。ヴァイタルとマリアは、約2年間協力してTSYに取り組んでいた。脚上げのフォームは、椅子に座った姿勢から行われた（第8章のフォーム15・16を参照）。ほかにもフォームを行っていたが、このフォームは彼女らが出会って間もないころにいっしょに始めたものである。彼女らが初めていっしょに脚上げに挑んだとき、マリアは単に試してみたひとつのフォームとして紹介した。だが、脚を持ち上げて伸展した数秒後、ヴァイタルは非常に取り乱して涙目となり、ついには止めてしまったのだった。彼女らはTSYのセッションをすぐさま中止した。それから会話による面談に移したが、ヴァイタルはセッション終了時になってもひどく動揺していた。翌日、マリアはヴァイタルに電話で話して3日後に再び会うことにした。そのとき、ヴァイタルは次にマリアに会うまで、自分の経験を説明する言葉を見つけることができなかったのだった。ヴァイタルを襲った襲撃者は、彼女の子どものころからの知り合いで、学校もいっしょに行っていたはずの人々であった。フォームのプラクティス中に彼女が床から足を持ち上げた途端に、その彼らがオフィスいて今にも彼女を背後から襲おうとしているように感じたと語った。本来のヴァイタルは身体的に強靭で穏やかな人だった。彼女に恐

ろしい出来事が起こる前までは，走って，脚の筋肉の力強さを感じるのをとても愛していたと語った。ヴァイタルが語る「走ること」は，「体と結びつき」，「生きていると感じる」ものだった。だが，これが彼女から奪われてしまったかのように感じていた。ヴァイタルはマリアに自分がヨーロッパに来て，自分が走ることができない理由について語った。今のヴァイタルには，その理由がわかっている。自分の脚の筋肉が鍛えられるのが許せなかったのである。「足の筋肉が動いているのを感じると，なぜか安心できなかった」。脚上げのフォームから，このことすべてが初めて意識され，自分自身が走ることを避けていたのであった。ヴァイタルは，これを深い喪失として経験したのち，彼女は脚を「取り戻すこと」に関心を示すようになった。ヴァイタルはマリアに「私は再び気持ちよく走ることを感じたい」と語った。

　彼女らはいっさいを話し終えたので，ヴァイタルがコントロールする経験ができるように，脚上げのエクササイズを修正したうえで続けることにした。ヴァイタルは2つの選択肢を何度か試したあと，彼女が動きのあるほうがより快適だと気づいたので，静止した姿勢ではなく動きのある姿勢にした。ヴァイタルは，合わせて3つの脚上げ動作を片脚ずつ試してみた。ヴァイタルとマリアは2人とも，それぞれ自分のペースで動かした。ヴァイタルは，自分が自分のペースで脚を動かすことが決定的に重要であることに気づいた。またマリアが脚上げを喜んで行いながらも，ヴァイタルのペースをコントロールしようとしないことも重要だった。つまり，この取り組みがヴァイタルに意味あるものにしたのは，彼女とマリアが，それぞれ自分のペースでいっしょに脚上げをするということだった。

　数週間後，彼女らはこのような動きを両脚で5回ずつ試した。数カ月後には10回の脚上げを行うようになった。これで走るには十分であると判断したヴァイタルは，この時点からジョギングを始めたのだった。

ものごとの始まりと終わり──事例②

　ジュアンはセラピーの時間の大半を，彼がとても自分の体を憎んでいて，その言葉のとおり体がなければどれほど良いものかと語りながら過ごしていた。セラピストは直観的にTSYを彼に紹介し，いっしょに2，3のフォームを試すことにした。彼らがいっしょにしたフォームが，座位の前屈（前かがみ）だった（ほかのヴァリエーションは第8章を参照）。初めてフォームをするとすぐに，ジュアンはフォームに関連して体のなかにある葛藤がよくわかった。前屈すると背中の筋肉が伸びる感じがとても好きだと気づいた一方で，ほんのわずかでも前へ屈むときにはいつも恐ろしくなるのだった。繰り返すが，ジュアンは前々から体の感覚を好ましく感じた覚えがなかったので，このことは彼にとって意外で予期しないことだった。それと同時に，少しでも前傾姿勢をとるたびに恐怖を感じるようになった。ジュアンは，自分が恐怖を感じていることに気づいていたが，恐怖と特定できるような直接的な感覚はなく，前傾姿勢をとったことに関連する明確な記憶もなかった。彼は，ほとんど呼吸ができないと気づいたの

で心から怯えたのだった。TSYにおいてジュアンのセラピストは，ふたつのことに焦点を合わせた。ジュアンは背中の伸びを感じることができて，体を用いてこの感覚に結びつきたいと思い，彼自身も好んだという事実と，呼吸に焦点化したのである（呼吸については第6章を参照）。セラピストは，前屈や呼吸ができないジュアンのトラウマの中身を突き詰めようとはしなかった。それから，彼の経験の意味も見出そうともしなかった。ジュアンが背中で筋肉が伸びている感じを経験する機会を設けるために，セラピストは彼が好む体の感覚をもつことがとても貴重であると理解していたのである。セラピストは，カウントダウン法と呼ばれるプラクティスを紹介した。カウントダウン法とは，フォームを保持する間にTSYファシリテーターから与えられた数を0まで数えるものである。もちろん，生徒やクライアントは，いつでもどんな理由でもフォームを変更したり，中止してもよい。カウントダウンは，短く，非常に明確に線引きされた時間の区切りでフォームを試してみる機会となる。カウントダウン法で中心となる考え方は，終わりまでの見通しがわかること，全員がわかること，今ある経験は永遠に続くわけではなく終わりがあること，である。2つ，3つ，5つなど，さまざまな異なる時間の分量を試したあとで，ジュアンは3つ数えることが良い分量だと気づいた。彼は，背中を感じながら呼吸もできたのである。2つ数えるのでは彼が背中を感じるのに十分ではなく，5つ数えるのでは多すぎて呼吸するのがつらくなる分量だと気づいた。3つ数える前屈を2，3週間続けてみた。ジュアンは，明快にエクササイズの終わりがあると知っていればうまく呼吸ができること，それから背中で筋肉が伸びている感じを楽しめることに気づいたのだった。

他者との結びつき——事例③

ジョアンにとって，ヨーガ教室が唯一の社会的参加であった。彼女は研究所の調査チーム長で多くの公的責任を担っていた。だが，彼女の「職場での自己」と「そのほかでの自己」はかけ離れていると考えていた。ジョアンは，子ども時代から成人に至るまで家庭の親密な関係者たちから身体的情緒的な虐待を経験してきた。ヨーガ教室は，彼女の唯一の社会的活動であるとともに，自分以外の参加者も語りはしないがトラウマ体験があると彼女は知っていた。そんな彼女がほかの人々とともに唯一参加していたのがヨーガであった。教室のなかでの彼女のお気に入りのフォームは太陽の息であった。これはともに呼吸し，ともに動く時間だった。インストラクターは，よく生徒たちと彼女といっしょにペースを合わせるか，各自が自分のペースで進めるようにも推奨していた。ジョアンは意識してインストラクターに合わせるときもあったし，彼女自身のリズムでやってみるときもあった。実際に彼女は自分に選択肢があることをとてもありがたく思っていた。あるとき，自分を含めた全員が同じペースになりつつあると気づいたことがあった。彼女は，その時に，これまで一度も感じたことのない，周囲の人々に対する安心と結びつきの感覚を経験したのだった。

リズム（律動）の異なる3つの側面

　リズムの異なる3つの側面がTSYプラクティスにはある。この章でこれらの理解を深めたい。(1) 不動化 対 動作，(2) 時間の経過，(3) 孤立 対 結びつき，である。先の例では，リズムの3つがすべて異なるやり方で働いているのがわかる。より詳しくリズムの各側面をみていこう。

不動化 対 動作

　まず心的外傷後ストレス障害（PTSD）の臨床概念である「回避」から始めよう。これはPTSDと診断されるためになくてはならない行動上の徴候である。ある人が，明白か暗黙にでもトラウマ体験を思い出させる人物や場所を避けることをいう。回避の場合は，できないこと，できない動き，行けない場所などの現象を体で体験してしまうことが重要な問題である。

　トラウマの結果，体でできることとできないことが制限されてしまうからこそ，トラウマ治療の一環としてリズムを使うことができるのである。

　Judith Hermanは，回避について微妙な差異を含んだ変化として「狭窄」という言葉を用いた（中井久夫訳，1999）。Hermanは，「過去のトラウマを思い出させるあらゆる状況，あるいは将来の計画や危険に関わるようなあらゆる自発性（主動性，中井訳）を避けること」として説明した（Herman, 1992）。ここで鍵となる言葉は「自発性（主動性）」である。ここでいう「自発性（主動性）」とは，自分の体を使って何かをすることを意味する行動をあらわす言葉である。Hermanは，複雑なPTSDの反復には，トラウマへの暴露の直接的な影響として，「自発性（主動性）」を避けることが含まれていると示唆している。同様に，Bessel van der Kolkは，トラウマを概念化するものとして，脅威にあらがい生体がうまく防御をとることの失敗であり，これが「不動化」という「条件付き行動反応」となるとしている（van der Kolk, 2006）。繰り返しになるが，ここで使われている言葉は非常に意図したものであり，偶然によるものではない。心的外傷を受けた人が経験することは，慢性的な抑制と不動化という身体的なものである。それは心ではなく，体で経験することである。回避，抑制，不動化は，動作の反対命題，律動の反対命題である。抑制と不動化は生体固有の自然な動作を妨害し，私たちの体の経験を強張ったものに硬化させる。これはトラウマ記憶を避けるために体が反応していることである。

　この特性描写を妥当とするならば，それがどのように位置づけられるか考える必要がある。動けないときの対処法は，どうすればよいのか。繰り返すが，私はこの経験を病理として特徴づけるのではなく，複雑性トラウマの影響として理解可能な結果として考えている。私たちのうちの誰が喜んでひどく痛ましい虐待やネグレクト，こうした経験を思い出される状況に身を置きたいと思うだろうか。そんな人はいないだろう。体のなかで絶えず再生されるトラウマ経験と対峙しながら，どうしたら抑制から解放されて動けるようになるだろうか。この本の，こ

の時点で，この問いへの答えが心理療法の伝統的役割を占めていた思考や談話ではなく，それを一歩超えたものであったとしても驚きはしない。ただちに体を動かすことが正しい答えである。時には，目的をもって自分の意思で動くこともあれば，ただ動こうとして動くようにすることもある。

　先のヴァイタルの例（事例①）を考えてほしい。過程のなかでヴァイタルが脚上げの経験を言語化し，それから彼女とセラピストは自分の脚を取り戻すという願いに，どのような方法をとるか話し合った。話し合うことは彼女らが何をしたらよいか計画する助けとなり，その意味で重要な役割を果たした。だが，実際の治療は，体の動作であった。いっしょに脚上げをすること，ヴァイタルが自分で動作のペースをコントロールすることを中心に行った。繰り返すが，クライアントによっては自分の経験を客観的に分析し，多く扱ったほうがよい人もいるかもしれないが，そうでない人もいる。特に神経科学的研究の知見を考慮すると，抑え込まれたり，不動化されるように感じるものの言語化ができないクライアントもいるだろう（van der Kolk（1994）のトラウマが発話に関する脳部位に与える影響の研究がある）。

　ヴァイタルの場合は，脚上げのフォームが役立つと発見し，それによる困惑という現在の経験と，過去のトラウマ体験との結びつきを引き起こすことができた。だが，私たちの経験上よくある話の流れは，脚を上げると恐怖を感じるが理由がよくわからないというものである。そこには，単に内臓の反応がある以上のものはない。おそらく脚上げの結果，突如としてトラウマが潜在する何らかの誘因に働いたということだろう。動的活動自体にトラウマ記憶が潜んでいるかもしれないので，その人は脚上げという行動を意識せずに避けてきたかもしれない。こうしたことからTSYは，人々にけっして経験を強要しないこと，クライアントが脚上げに耐えられないなど何か気づく瞬間に対し敏感に反応すること，いつでもフォームを中止できることや別のフォームに変更できること，という重要な事柄を見出した。しかし，クライアントがフォームに耐えられるなら，フォームのありように気づくように推奨してもよい。脚上げの場合は，脚の筋肉の活動に注目する。ヴァイタルの場合は，脚を動かしても筋肉が感じられる程度にしか利かないことに気がついていた。ところが脚を動かして脚上げをすると，トリガー反応が引き起こされるのに十分な筋肉活動が生じて，彼女をひどく動揺させることになった。彼女とセラピストは，とてもコントロールされたやり方で彼女が脚を動かす方法を見つけること，それによって脚の動きを取り戻すこと，その結果として再び走れるようになることができたのだった。

　動作のエクササイズのためTSYを利用する鍵は，トラウマの知的関連性を問うのではなく，必要なのは身体的な動作であると受け入れることにある。繰り返すが，クライアントのなかには，トラウマと特定の動作を関連させるか，自分の経験について語ることで大きな恩恵を受ける人もいるかもしれない。だが，人々が新たな癒しの体験をするためには，身体的な動作でも十分かもしれない。

時間の経過

　リズムのもうひとつの重要な側面は，時間である。時間とは，物事が始まり，そして終わるという経験を指す。これは私の専門分野外となる話題だが，トラウマと時間については，検証が必要となる妥当な臨床の話題と考えている。生体と時間について，特に時間の経過との関連性を客観的で判定可能なものにする方法には睡眠習慣に関連するものが挙げられる。健康な生体は，高度で，律動をもった体内時計とともに動いている。食行動や性行動のようなほかの重要な律動の型と同様に，睡眠と覚醒の型にもっとも関わる脳部位は視床と視床下部である（Saper, Scammell & Lu, 2005）。これらの脳領野は，私たちが内受容感覚といったトラウマによって損なわれるとされる部分と関連している（内受容経路については第1〜2章を参照）。また調査によればトラウマを抱える人々は，トラウマを抱えない対照群よりも睡眠の乱れを経験しがちな傾向がある（Chapman, Wheaton et al., 2011）。これらの知見は，トラウマの結果として生体レベルで基本的な時間感覚である概日リズム（サーカディアン・リズム）が乱れることを示している。

　時間についてトラウマの影響を受けたと思われる別の面では，クライアントがセラピストやヨーガ教師に語った逸話に由来したものがある。それは，悪いことや難しいことに終わりが来ないと感じることである。特に読者は，本書のなかで以前話題にしたように，トラウマを抱える人が直接に影響を受けたトラウマ体験を永遠にぐるぐる回り続けるよう強いられていると想像してほしい。トラウマがあまりにも対人関係や神経科学レベルに対し強制力をもつために，同じ曲目を再生し続けるように終わることがないのである。TSYを行うことで，クライアントが選択できるようになるならば，「停止ボタン」を押して別の曲を流す機会にできる。

　この現象を的確に述べるもうひとつの手段は，トラウマのある人々にとって時間が始まりもなく終わりもなく動きが停止していることである。

　もう一度ヴァイタルの例を考えてほしい。彼女は脚上げを試すよう勧められるまでは自覚がなかったが，実際に試すことで時間の動きが止まっていることがわかった。彼女は，脚を持ち上げ，太腿上部の大きな筋肉を収縮させて，大腿四頭筋の収縮を感じるはずが，今にも襲撃されそうに感じたのだった。彼女には，そこがトラウマ化しているという考えや実感が終始なかったのである。これと似た経験は，トラウマ・センターのクライアントでもよく見られる。とても実感を伴いながら，彼女の脚の筋肉は，脚の動きとともに時間が停止しており，収縮や伸展や休止する動きができるものではなかった。脚の筋肉は，彼女がトラウマを変わることのない存在として経験する場所であった。ヴァイタルは脚の筋肉が事実上トラウマに乗っ取られていたと気づいた。だがもう一方で，トラウマ・センターに通う，子ども時代初期のトラウマ体験から生き延びたサバイバーであるクライアントの大半は，体の経験と乳幼児期に耐えてきた虐待やネグレクトとの結びつきを理解することができないでいる。しかし，それでもかまわない。TSYでは治療が順調であるからといって，この認知的結びつきを要求することはけっしてない。その過程は，クライアントそれぞれが気づきを感じられる体の部位を見出し，行っ

前屈	カウントダウン中に保持	背筋を伸ばして座る
始まり	**中間**	**終わり**

図 7.1. 時間に関連したジュアンの経験

ているフォームから筋肉で生じていることや変化していく感覚に注目するようにひたすら取り組むことである。ある体の部位があまりにも強い苦痛を生じさせたなら，別の体の部位に移るだけである。この取り組みの目的は，物事が始まるのを感じ，筋肉の収縮のように物事が終わるのを感じ，その筋肉の収縮を止めるように体を使うことである。私たちの取り組みは，苦痛を引き起こす体の部位と，その関係性を枠付けしなおす方法として体の部位をさらすこと「ではない」といえる。このTSYのプラクティスでは，どのような体の部位でも役立つだろう。

　ジュアンの例のように，ファシリテーターにはクライアントが始まりと終わりの感覚を再確立するために利用できる良い道具がある。私たちは，それをカウントダウン法と呼んでいる。私は，誰かが何かしらの試練となるフォームを試みているときに，よくカウントダウン法を用いる。その試練は，純粋に大きな筋肉群を使うことによる身体的なものかもしれないし，あるいはジュアンの事例のように心理学的なこともあるだろう。5から1，または3から1へと数えることによって，明らかな時間の目安を示すことができる。いっしょに始め，数える数が1になれば終える。彼らは，保持している時計を頼りにして，自分の体で何か強いものを体験するプラクティスができる。もちろん，どのような理由からでもフォームを中止するのはかまわないことも忘れないでほしい。彼らには選択権があり，けっしてカウントダウンによりフォームの保持を強いられる義務はない。

　最後に重要なことは，ファシリテーターがカウントダウンの終わりがけに，クライアントが体に作りだした力動をようやく終了して，その変化を感じた気づきについて推奨することである。クライアントは，収縮している筋肉という体の感覚とトラウマ化の感覚とを区別するかもしれない。その筋肉の収縮が止まったときの感覚に気づかせることは，収縮が起こっていた時間を終わらせると同時に，この挑戦した取り組みが実際に終わることを直接に知る機会になる。

　こうしたことが時間についての最後の面を示す。それは，始まりと終わりがあるなら中間もあることである。中間とは，始まりで着手した以降の行動をいう。ジュアンの事例では前屈から取りかかった以降である。また中間とは，始まりで生み出した力動が生起している経過のレベルである。ジュアンの事例では，背中の筋肉が伸張している段階である。だがTSYにおいては，こうした力動を感じることもあれば，感じないこともある。図7.1.は，時間に関連したジュアンの経験を図化したものである。

　ヨーガのフォームそれぞれに，始まり，中間，終わりがある。クライアントのために，この時間の側面が体で適正に感じられるように助けることは重要である。

孤立 対 結びつき

　Judith Hermanは，「無力感と孤立は心理学的トラウマの中核的経験である。エンパワメントと再結合が回復（リカバリー）の中核的経験である」（Herman, 1992）と述べている。トラウマ治療としてのエンパワメントの彼女の明晰な記述について本書でも述べてきたが，この節では「孤立 対 結びつき」に焦点を合わせたい。この理論枠組みは，たとえば犯人によって監禁されたといった明快な場合であろうと，その経験が誰にも理解されないと感じるようなはっきりしない場合でも，トラウマが私たちを他者から孤立させるものであることを示唆する。どちらの場合であっても，治療は結びつきに立ち戻る方法の発見に関わっている。TSYでは，ほかの人々と空間を共有しながら物事を行うという身体的側面へ焦点を合わせる。以前に言及したように，トラウマ・センターの大半のクライアントは，他者から侵害されたことによる対人トラウマや，虐待やネグレクトを経験している。トラウマ治療だけではなく，どのような個人心理療法や体を用いた（body-based）実践だろうが基本的に関係性があり，人と人とのあいだで行われるものである。だが，最近では例外としてPTSDのある兵士に対する暴露療法の一環として，映像ゲームのスクリーンショットを用いたインターフェイスを利用するといった体験的介入法がある（訳注：Rizzo, Reger et al.（2009）によるVRセラピー，バーチャル・リアリティ・セラピーのこと）。良い治療を提供するためには，トラウマと治療の両方の関係性のはたらきを理解し，治療を提供する上で関係性に何度も立ち戻る必要がある。他者とともに動くという経験は，私たちが空間を共有しながら本当にともにあることをエクササイズできる明快な方法である。このこともリズムの側面といえる。

　ジョアンの例では，いっしょに何かをするというリズムのプラクティス自体が治癒となる状況にあった。トラウマは人と人とのあいだで起こることであるが，本当の意味でリズムではない。その力のはたらきはとても歪んで暴力的で，ある人がほかの誰かに「対して」何かすることになる。2人がともに影響し合う同等の力をもつような相互的な過程ではない。トラウマとは，一人の人間がすべてのコントロールを行うことであり，このような状況では，真の意味でのリズムのある相互作用は不可能である。対照的に，仲間同士の双方が自身の選択でコントロールをし始めるならば，相互作用はリズムがあるとみなされる。リズムの相互作用の場は，共同で創造するものであり，仲間の双方か全員がともに結果に向けて同等の影響をもつ。TSYでは，クライアントにリズムある相互作用の機会を与えることで，再結合のエクササイズをめざすようにする。TSYには内受容感覚的で，推奨された，選択指向の取り組みを含むので，ファシリテーターは関係性でクライアントを凌駕する力をもたない。だが，力がないとは，冗談を言っているのだろうか。クライアントはあなたの元へ助けを求めて来ており，あなたの専門的知識を必要としているに違いないし，私はあなたの専門性の価値下げや否定をしているのでもない。私が伝えたいことは，TSYであなたの専門的な知識を活かすとは，あなたをクライアントよりも力ある立場に立たせることではない。むしろ，あなたの内受容感覚と選択指向のフォームの探求に，クライアントがあなたと同じようにいっしょに自由に行うことに

ある。その過程は，先で述べた仲間の双方が同等の力をもった主体的な経験の共有となる。このときには，関係性が権力階層（ヒエラルキー）化されることはない。たとえば，セラピストとクライアント，健康な人と健康でない人，トラウマを抱える人と抱えない人，という違いはない。また，ある人が他者に迎合しなければならない場所に立たされるようなこともない。それどころか，全員の注意が内在化され，皆が感じて気づくことに焦点を合わせるし，主観的にはそこに専門家などはいない。セラピストとクライアントがいっしょにエクササイズを行うときは，同じ素材のフォームで同じ空間で同時に相互影響に携わる。一見すると2人が同時に動いて呼吸しているように見えるかもしれないが，その表面下では，基本的に自らの主観的で同等に認め合う経験に互いに関わっているのであり，どちらの人も自分の経験を相手へ押しつけようとはしないのである。これらの条件がそろうとき，あなたは最上のトラウマ治療をしており，本当にリズムある相互作用が働いているといえる。

太陽の息

　図7.2.と図7.3.は，ジョアンの事例で説明した動作エクササイズの例を示している。クライアントが内臓／身体（ソマティック）レベルで結びつかせるものである。

　これらのフォームは動作と呼吸の調整を伴ったひとつの連続体として提示される。読者は一人か，ほかの誰かといっしょに太陽の息をしてみたいと思うかもしれない。どちらの場合でも，よければ心地よく思える座位のフォームから始めてほしい。あなたは両手を両脚の上に持っていきたいと思うかもしれない。図7.2.にあるように，息を吸いながら両手を両脚から持ち上げてもよい。息を吐きながら両手を両脚に下ろして戻したいと思ってもよい。図7.3.は，息を吸う際に両腕をより高く持ち上げるという選択肢を示していて，こうすることも可能である。気軽にこの呼吸と動作のフォームを少しだけ試すか，あなたが比較的心地よく思う身振りを見つけてみてほしい。いったんその動作のやり方で十分にくつろげるようになったら，次にあなたにとって良いと感じるペースを見つけても良いだろう。ほかの誰かと行っているなら，参加者は互いに異なるペースで進めてみてもよいだろう。そして，どの場合も，よければ自分の自身のペースで1〜2分のあいだ動作と呼吸をするようにしてほしい。ほかにも，あなたのほかに複数人いるならば，ジョアンの事例で説明したように，あなた方のうちの誰か1人がペースを設定することも可能である。ほかの人が，あなたのペースに従うように推奨してよい。お勧めするのは，フォームであなた自身の内受容感覚の経験に基づいた，主体的で心地よく自然に感じるペースを設定することである。最後に，よければペースを設定する人と従う人の役割を交替してもよいだろう。

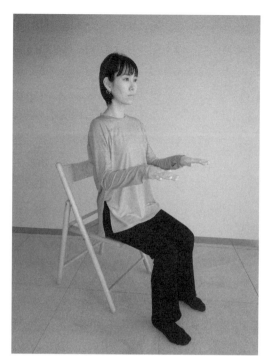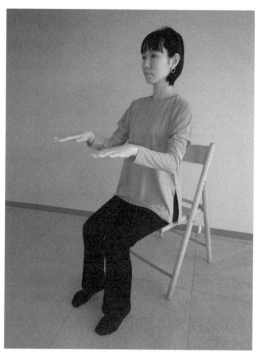

図 7.2. 太陽の息バリエーション①

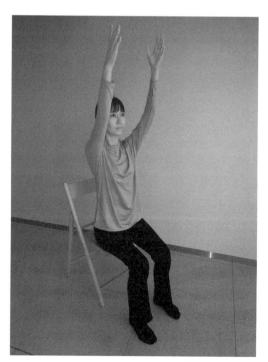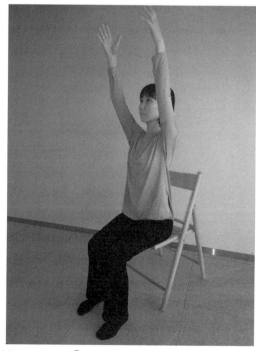

図 7.3. 太陽の息バリエーション②

TSY におけるリズムある調律

　臨床文献において調律（attunement）が議論されるときは，Daniel Stern による「情動調律（affect attunement）」のことが頻繁に語られる。Stern は，情動調律について「調和されているものごとは他者の行為そのものではなく，むしろ内部の感情状態の何かしらの側面と思われる」（Stern, 1985）と述べている。彼の調律の概念体系は，まずある人に喜び，悲しみ，希望などが経験されて，次に他者に本質的な共鳴が引き起こされるものであることを示している。事実，Stern のすばらしい著作『乳児の対人世界』の相当部分が，人が他者の感情の結びつきを感知するために，もっとも効果的に自分の感情を調整できるという思索に充てられている。Stern の業績は，主に母子の二者関係に焦点を合わせているが，情動調律の研究は，ほかの人間関係やほかの発達段階の研究にまで広がっている（Hrynchak & Fouts, 1998）。これらを簡単に位置づけると，情動調律は情動の状態に重点を置いているといえる。

　私たちの TSY が述べる調律は，体の経験を強調するものである。それは，ファシリテーターとクライアントの両者がいっしょに何かをするプラクティスに参加し，それぞれが自分の体を担いながら，同時に同じ空間で何かをするということである。おそらくそこで彼らは同じ内受容感覚の経験をすることもあれば，それぞれが何か異なるものを感じることも頻繁にあるだろう。いっしょに何かするという行動自体が私たちの「リズムある調律」と呼べるものである。このリズムある調律は，さらにほかの経験についても同じであるということができる。内受容感覚，選択する，行動をとる，といった共有の過程にもリズムある調律がある。このような関係が築けたならば，あなたもクライアントも，自分の経験を押しつけることなく，自由に経験することができる。たとえば，クライアントが何かを感じると発言したり，より気分良く感じるフォームに修正する選択をしたいと伝えるかもしれない。あなたは，「あなたがそう感じるとは驚きですね」，「もっと心地よく感じるようそのストレッチを変更するとは，とても素晴らしいことですね」など応答をするとよい。ほかにも，ある仲間が自分の感じたものを誰かに伝えていたら，別の仲間が自分の体にも似たものがある感覚に気づくかもしれない。私は個人的にも，このような経験をたくさんしてきた。あるとき，私と生徒が座位のひねりを試みて，私は胸郭周りの筋肉の感覚に焦点を合わせていた。生徒は「腰の筋肉の感覚にいくらか気づいた」と語った。生徒がそう語ったとたん，私も腰の筋肉の感覚に気づいたのだ！　この体験が心底から興味深く思われたので，私は生徒にこの体験について伝えた。この体験は，TSY のリズムある調律のひとつであるように感じたのだった。

　最後に TSY におけるリズムある調律について別のことを述べたい。クライアントがフォームを調整するよう動くときに，あなたが自分の体を使ってクライアントに従うことか，その逆の場合もある。あなたが肩の高さまで腕を上げるプラクティスをしており，2, 3回息をつき，それをどのように感じるか気づこうとしているのを想像してみよう。クライアントは，あなたのようではなく腕を頭上にまで伸ばして，「首が痛くなってきたが，これのほうがずいぶんと

良く感じる」と言うかもしれない。クライアントのその気づきと選択がどれほど素晴らしいかというあなたの応答に加えて，あなたも同じようにさらに腕を高く上げてみるのもよいだろう。そのとき，あなたはクライアントの体の動作に調律しているのである。だが，人によってはあなたが調律することに不快感を抱くかもしれない。だから「私も同じようにしてもよろしいですか」と尋ねる必要がある。同意が得られたら，あなたが腕を上げたらどのように感じるか気づいてみよう。もしかすると首周りの筋肉の力動的な変化が感じられるかもしれない。もちろん，あなたが感じなかったとしても問題ではない。素直であることが，何よりも大事である！

　ともに躍動している。ともに動いている。あなたは，体の経験に基づく調律のプラクティスをしているのである。

結論

　リズムは，TSYの中核となる不可欠要素であり，トラウマ治療の一般で好ましい重要なものである。リズムある相互作用に調律することにより，心の底から心地よい動作と呼吸の方法を見つけ出すプラクティスとなる。リズムに専心することにより，ある人が他者に要望を押しつけずに内受容感覚の過程へ傾倒して，他者が感じた経験のかけがえのなさを認める経験をするようになる。リズムの技法であるカウントダウン技法は，物事を試練と受け止めさせるものに対して，始まりがあれば終わるときがくることに気づくプラクティスとなる。

　トラウマを癒すということは，究極的にはトラウマのなかにあるときに，「物事は終わる」という，まったく意識されないことを直感的に学ぶことなのである。物事が終わったことを体で知ったら，次の人生が始まるのである。

第 8 章

TSY プラクティスのためのフォーム集

　トラウマ・センシティブ・ヨーガ（TSY）の中核的概念——内受容感覚，選択すること，行動をとること，今ここにあること，筋肉の動き，リズム——のプラクティスのためには，ヨーガのフォームをそれら文脈に当てはめる必要がある。この章では，私が本書を通じて示した例にならって，トラウマ・センターの取り組みで定番となっているヨーガ・フォーム集を紹介したい。読者の方々もお気づきのように，TSY は特定の症状を標的にすることは考えていない。特定の治癒目標に特定のフォームを結びつけようとするものではない。それよりも，本書の趣旨に沿って，トラウマ治療のプロジェクト全体について，少なくとも TSY に関しては，クライアントが自分の体の感覚に気づく機会を与え，感じたことをさまざまな形でクライアントが操作できるようにすることだと考えていただきたい。あなたに同意していただけるなら，これが TSY の唯一の治療目標である。しかしながら，人によっては治療計画をカスタマイズしたり，請求書作成（訳注：いわゆる診療報酬点数の計算のようなもの）をする必要があるかもしれない。それは個々の判断にお任せし，最善の臨床判断をしていただきたいと思う。

　利便性と一貫性を保つため，本書でのフォームはすべて座位を基本とした。フォームはヨーガのポーズの総覧を紹介しようとしているものではなく，ひとつの見本に過ぎない。だが，ここには TSY を何年も練習するのに十分な素材がある。なぜなら，TSY では反復練習を悪いものとはしないからである。ヘラクレイトスと川の逸話を思い出してほしい。実際，フォームを反復するにしても，いつも同じ経験がされるわけではない。同じフォームでも取り組むたびに新しい経験をすることがある。先に言及したように，フォームは目的へ向かうための手段であって，クライアントが感じられる体の経験をもつこと，効果的に相互作用のできる体の経験をもつことが目的である。実際にクライアントの大半が，同じフォームを何度も繰り返すことがとても役立つことを気づいている。クライアントが求めるかぎり，同じフォームを繰り返すのを心配しないでほしい。

　TSY ではプラクティスのために，本書以上の特別な訓練をほとんど必要としない。無理に何かをしようとせず，自分とクライアントにとって快適なことだけをするように勧めている。

この章は，読者がヨーガのプラクティスを必要に応じて使えるように関心のあるページを複写しやすいようにしている。フォームは一連の流れにもとづいて並べられているが，それらにアプローチする方法は固定していない。好きなフォームをどこから始めてもよいし，止めたいときはいつでも終わってよい。ある人は特定のフォームに焦点を合わせたいと思うだろうし，複数のフォームに取り組みたい人もいるだろう。

　もっとも重要なことは，この章では図版とともに，フォームの身体的な部分を形成するのに足る言葉を提供することである（「提示される形態への言い回し」という小見出しに明記する）。それぞれ，導入となる事柄を示し，その主題の焦点化の説明を紹介する（「TSYの主題への焦点化」という小見出しに明記する）。私が示した「形態への言い回し」の言葉は，そのまま用いることも，あなた自身が使いやすいようにするための参考としても利用できる。「形態への言い回し」の声かけはクライアントがフォームをよく理解できるのに足るものとして，最小限にとどめている。そうすれば，第2章から第7章で解説しているTSYに多くの時間を費やすことができるだろう。

　フォームの身体的な構造を作りだしたら，「TSYの主題への焦点化」の説明から始めよう。しかし，私が各フォームでひとつの主題に光をあてるにしても，あなたやクライアントが与えられたフォームに異なる主題や複数の主題を焦点化したいと思うことを考えていないわけではない。たとえば，私が座位の山のフォームを提案するときには内受容感覚を強調するために選択するが，「今ここにあること」のようなTSYの別の面を同じように容易に焦点化できるだろう。繰り返すが，素材に心地よく取り組めるように，本書にある数々のフォームを気軽に利用して，あなたやクライアントの選ぶ主題に焦点化していただきたい。

　図版に示されたフォームは単なる型に過ぎない。フォームはあなたの提案や，またはあなたとクライアントによる相互作用を通じて生活へもたらされるものである。

　読者には，ここで提示されたフォームだけでなく，以前の章の内容を継続的に見直し，慣れていただくことをお勧めしたい。それらの章では，複雑性トラウマを治療するTSYのフォームの背景を詳しく説明しているからである。第1章から第7章の説明なくしては，そのヨーガは，命令指向，完璧さ指向，判断力指向になりがちで，良くて何も得られず，最悪の場合はトラウマ症状を悪化させる状況を作り出してしまう。本書と各章の至るところで示されるフォームのガイドラインは，あなたがこういった落とし穴を避けるための助けとなるだろう。

重要な注意：私はある特定の方法でフォームを示すが，あなたはある種の修正が必要とされるような身体的障害の大きいクライアントや服薬中のクライアントと取り組むことがあるだろう。たとえば，トラウマ・センターでは，さまざまな四肢欠損のある戦争退役軍人や，覚醒度を保つのを困難にさせる強い薬の処方を受けている人々とともにTSYを取り組んできた。その詳細へ立ち入ることは本書の範囲を超えるが，どのフォームも体に合わせた何らかの修正が可能である。どのようなフォームを試すか，それらを紹介するにはどのような言葉を用いるかを考えるときには，どうか良識を働かせてほしい。たとえば，ある人が病院のベッドに臥せている

なら，そのときはすべての図版における開始の姿勢である座位の体勢ではなく仰向け寝の体勢で始めるだろう。一連のフォームをすべて仰向け寝の姿勢から行ってよいし，そのやり方を理解することはセラピストやクライアントにとっての発見となる興味深い過程となりうるし，励みとなるだろう。TSYを利用する誰もが自分自身の身体——どう感じるか，それで何ができるか——を発見するという過程に携わることになる。鍵となるのは，セラピストとクライアントがフォームのどのようなバリエーションなら利用できるかを見出し，そこから始めることである。最後に，どのような身体的活動でも同じように，クライアントに気遣うべき特定の健康状態があるのなら，TSYを進める前に医師の了解を得ておこう。

フォーム1　座位の山のフォーム

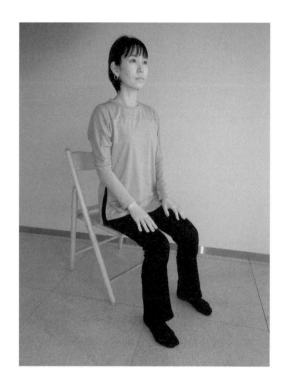

提示される形態への言い回し：もしよければ，椅子にゆったり背筋を伸ばして座ってみましょう。もしよければ，両膝を腰幅くらい離して両足の裏を床につけましょう。もしよければ，頭のてっぺんを天井に貫くようにして少し背筋を伸び上げましょう。

TSYの主題への焦点化：**内受容感覚**：体が伸び上がっているのを感じる。

フォーム2　左右（横側）の首のストレッチ

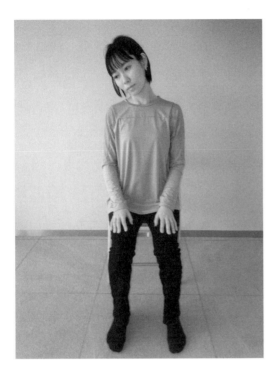 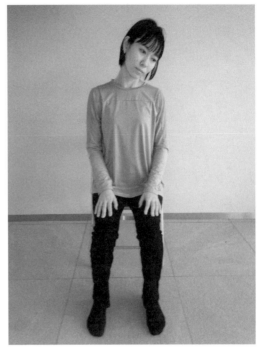

提示される形態への言い回し：もしよければ，首を横側のどちらかに左右に動かしましょう。頭を片側にゆっくりと傾けてみましょう。片側へ傾けると首のもう片方の側の筋肉が伸ばされるでしょう。もしよければ，そのまま片側で2〜3回息をついて，次にもう一方の側へ傾けて2〜3回息をついてみましょう。

TSYの主題への焦点化：内受容感覚：片側へ傾けたら，首の片側が伸ばされている感覚に気づく。

フォーム3　肩回し

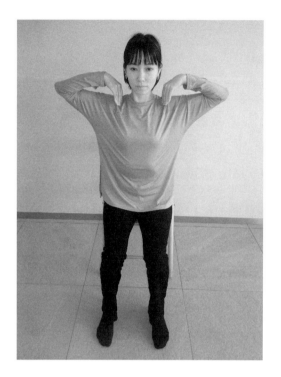 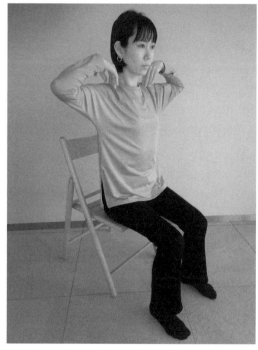

提示される形態への言い回し：もしよければ，指先を肩の先に持っていき，ひじで円を描いてみましょう。※内側と外側，いずれの方向で回してもよいでしょう。

TSYの主題への焦点化：**選択すること：**（内外2方向）いずれかの方向で回すことができると気づく。選択の機会もある。ずっと一方向に動かしてもよいし，内側外側で方向を切り替えてもよい。

フォーム4　ゆっくりとした背骨（胸椎）のひねり

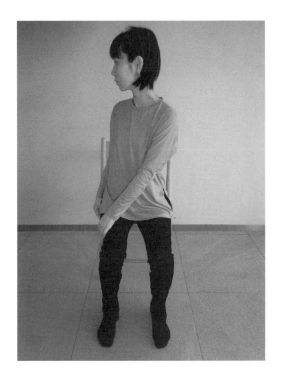 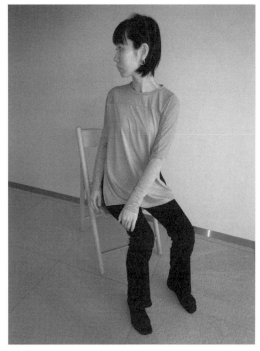

提示される形態への言い回し：もしよければ，気持ちを楽にしてどちらか片側へ体を回してみましょう。できるだけ背骨を伸ばしてみましょう。背骨の高さを保ってみましょう。気負わずに，あなたがよいと思うところのどこにでも手を置いてください。片側で2～3回息をついたら，もう一方の側へ回して同じようにしてみましょう。

TSYの主題への焦点化：選択すること：どのくらい体をひねるかは，その人次第である。ほんの僅かだけ回すかもしれないし，もう少しはっきりと回すかもしれない。どれくらい回すかの選択は任意である。

フォーム 5　背中と肩のストレッチ，バリエーション 1

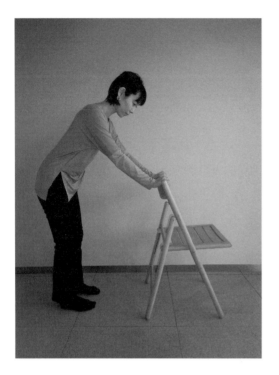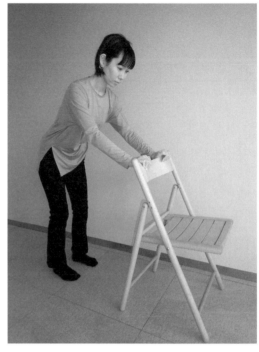

提示される形態への言い回し：（場所が許すならば）もしよければ，椅子の後ろに立ってみましょう。椅子の背に両手を置いて1歩か2歩後ろへ下がりましょう。

TSYの主題への焦点化：**行動をとること**：立ち上がる時に，立つ助けとして使う筋肉に気づく。できれば2〜3回座位から立位へ動き，クライアントが立ち上がるときに使われる筋肉を感じるか注目するとよい。

フォーム6　背中と肩のストレッチ，バリエーション2

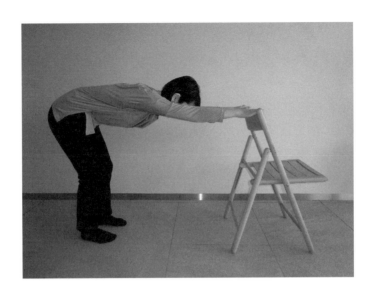

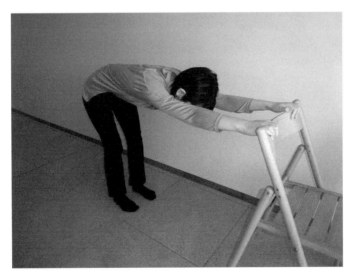

提示される形態への言い回し：もしよければ，もう何歩か後ろへ下がってみましょう。気持ちを楽にして，このフォームのバリエーションで，あなたが選んだなら，そのまま少し呼吸する時間をとってみましょう。

TSYの主題への焦点化：**筋肉の動き**：背中や肩の感覚に気づく。

フォーム7　臀部のストレッチ1

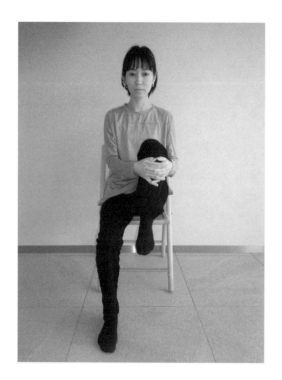 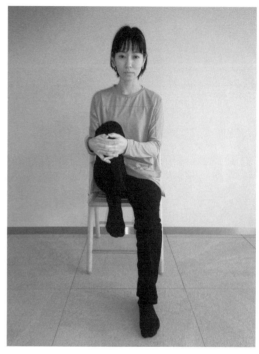

＊臀部のストレッチはバリエーション1〜4を左右のどちらか片側で行った後，もう片側に交替して行ってもよい。

提示される形態への言い回し：もしよければ，座位の山のフォームから下に片手を伸ばし，ゆっくりと片膝を体のほうへ向けて引き上げてみましょう。どのくらい膝を引き寄せるかはまったくあなた次第です。このフォームで臀部まわり（腰の外側）の筋肉が伸び始めるでしょう。気持ちを楽にして2〜3回息をつき，次にもしよければもう一方の脚も試してみましょう。

TSYの主題への焦点化：筋肉の動き：ゆっくりと膝を引き寄せると，臀部の外側付近の感覚に気づく。このフォームでわずかに臀部外側の筋肉が伸びて，伸びているその臀部外側の筋肉に関連した感覚に気づく。

フォーム8　臀部のストレッチ2，バリエーション1

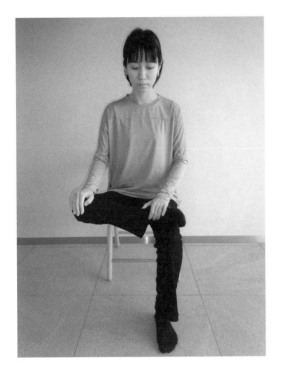 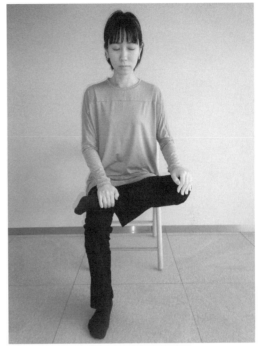

提示される形態への言い回し：もしよければ，片脚を曲げてその足をもう一方の脚の上に置いてみましょう。気持ちを楽にして2〜3回息をつき，次にもしよければもう一方の脚も試してみましょう。

フォーム9　臀部のストレッチ2，バリエーション2

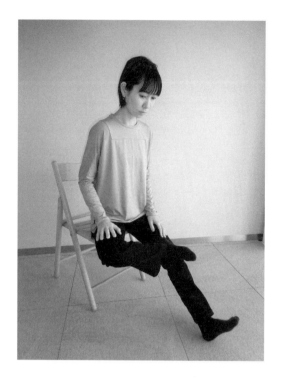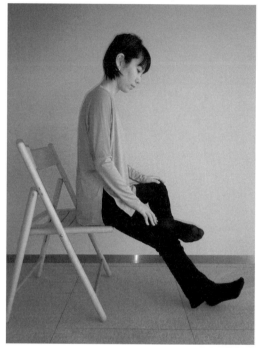

提示される形態への言い回し：その下になっている脚をまっすぐ伸ばしてみましょう。そのときに，膝にあまり力がかかりすぎないよう，下になっている（脚の）膝をやや曲げた状態にしてみましょう。気持ちを楽にして2〜3回息をつき，次にもしよければもう一方の脚も試してみましょう。

フォーム10　臀部のストレッチ2，バリエーション3

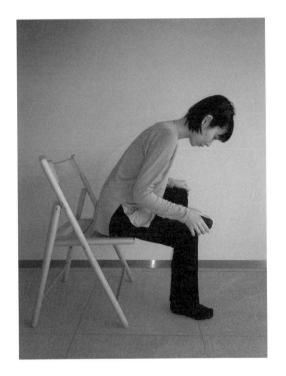 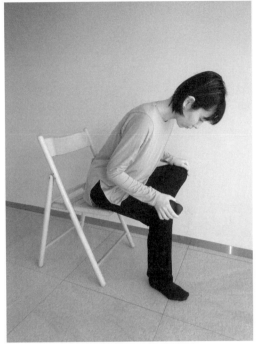

提示される形態への言い回し：もしよければ，前屈みになってみましょう。気持ちを楽にして2～3回息をつき，次にもしよければもう一方の脚も試してみましょう。

フォーム11　臀部のストレッチ2，バリエーション4

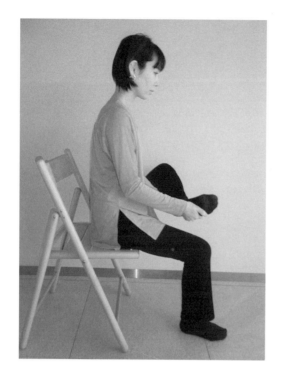 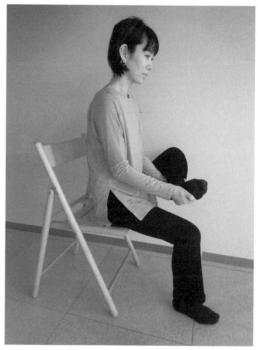

提示される形態への言い回し：もしよければ，手を下へ伸ばして，上になっている脚をゆっくり持ち上げてみましょう。気持ちを楽にして2〜3回息をつき，次にもしよければもう一方の脚も試してみましょう。

フォーム12　ゆっくりとした背骨の動作

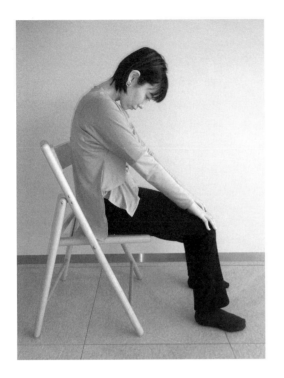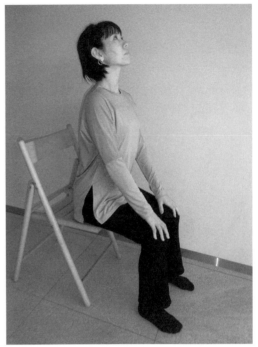

提示される形態への言い回し：もしよければ，次の動作をしながら取り組んでみましょう。手で膝頭（膝小僧）をゆったりと覆い，上半身を少し前方へ丸めてみましょう（この身振りの専門用語は背骨曲げという。背骨伸ばしとも呼ばれ，背中をゆっくりと丸くすることである）。もしよければ，2〜3回この背骨の曲げ伸ばしを繰り返してみましょう。

TSYの主題への焦点化：リズム（個人内）：この動作をしながらの取り組みを選択したなら，クライアント自身のペースで進めることに注意する。クライアントが好きなようにペースを早くも遅くもできる。自然と感じられるペースを見つける。

フォーム13　肩のストレッチ1

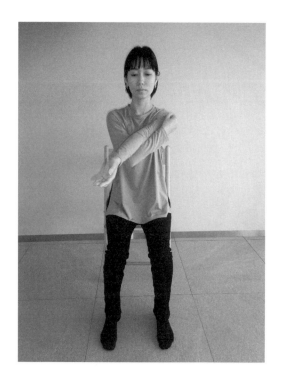 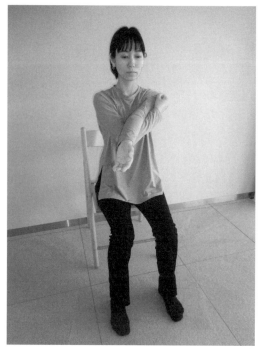

提示される形態への言い回し：もしよければ，座位の山のフォームから，片腕をもう一方の腕の下へひっかけてみましょう。これにより肩甲骨の周りにある肩の後ろの筋肉が伸びるでしょう。もしよければ，のびのびと，両側で試してみましょう。

TSYの主題への焦点化：**内受容感覚**：肩甲骨の周りや，その間にあるものの感覚に気づく。

フォーム14　肩のストレッチ2

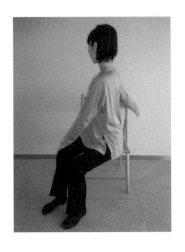 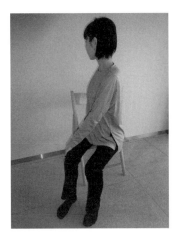 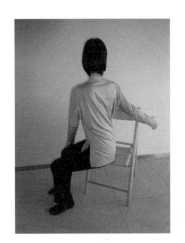

提示される形態への言い回し：このフォームは，（肩のストレッチ1の）反対側の筋肉を伸ばすものです（もちろん，いっしょに行う必要はない）。もしよければ，座位の山のフォームから一方向に，45度ほど全身を回転させてみましょう。もしあなたが左へ回転したなら左腕を後ろへ回して椅子の右側へ伸ばしてみましょう。肩の前方にある筋肉のいくつかが伸びるでしょう。気持ちを楽にして2〜3回息をつき，次にもしよければ（左右を）交替してみましょう。

TSYの主題への焦点化：内受容感覚：肩前方の感覚に気づく。

フォーム15　脚上げ，バリエーション1

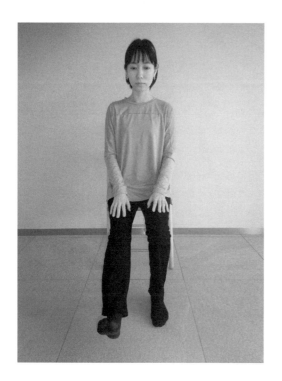 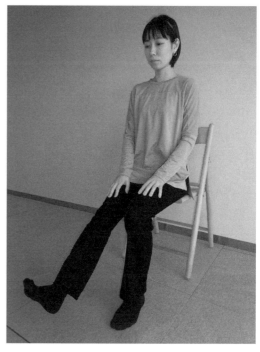

提示される形態への言い回し：もしよければ，座位の山のフォームから，片脚をまっすぐ伸ばし，次にその足を地面から持ち上げてみてましょう。脚の筋肉が動くでしょう。気持ちを楽にして2～3回息をつき，次にもしよければ（左右を）交替してみましょう。

TSYの主題への焦点化：**筋肉の動き**：脚の上側の感覚に気づく。

フォーム16　脚上げ，バリエーション2

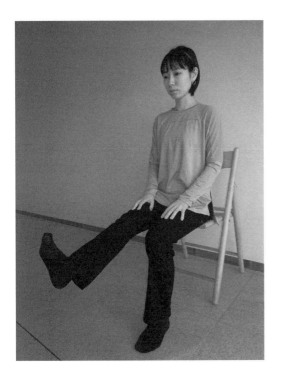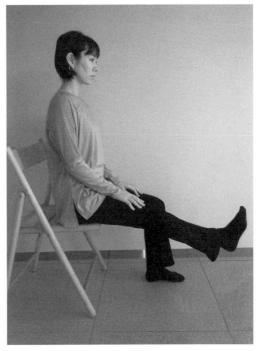

提示される形態への言い回し：脚をもう少しだけ持ち上げてみましょう。気持ちを楽にして2〜3回息をつき，次にもしよければ（左右を）交替してみましょう。

TSY の主題への焦点化：筋肉の動き：このフォームのどちらのバリエーションでも，脚上げすれば脚上部にある筋肉（大腿四頭筋と呼ばれる）が関係することに気づく。あなたはこれらの筋肉がより関係することを感じるだろう。あるいは，その筋肉が関わるときに何が起きているか感じる方法として，太腿の上に片手をのせてみるとよい。

フォーム17　前屈（前かがみ），バリエーション1

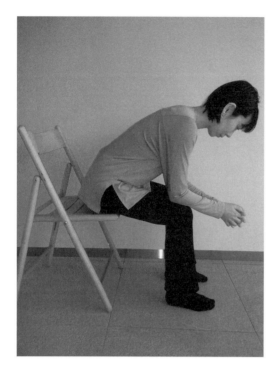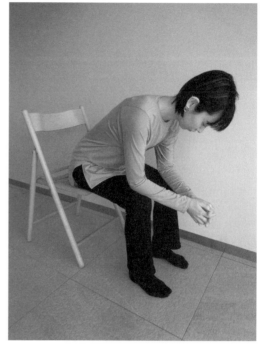

提示される形態への言い回し：もしよければ，座位の山のポーズから前方へ傾けましょう。
TSYの主題への焦点化：**選択すること**：この前屈にはいくつかバリエーションがある。提案
された3つのバリエーションのうちどれを選択してもよい。それぞれのバリエーションを試し
て，体でどのように感じるかに注目しよう。また，体で感じるために，どれを選択してもかま
わない。気負わずに行う。どれでもよいので選択したバリエーションで，少しの間の時間を過
ごす。選択したものに対し，一つの選択に囚われすぎないようにする。一つのものを選択した
あとでも，選択を変えてはいけないということではない。いつでも，どの時点でもフォームの
バリエーションを変更したり，止めることができる。

フォーム 18　前屈，バリエーション 2

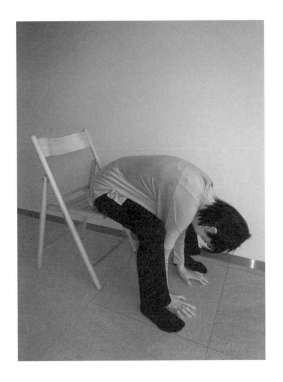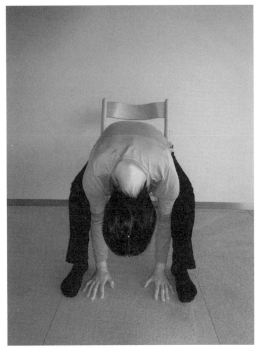

提示される形態への言い回し：もしよければ，両足を腰幅より少し広く離して，足裏を床にぺたりとつけて，指先が床に触れるよう前屈みになってみましょう（使用できるならば，何か枕やヨーガ・ブロックのような物の上に手を置いてもよい）。

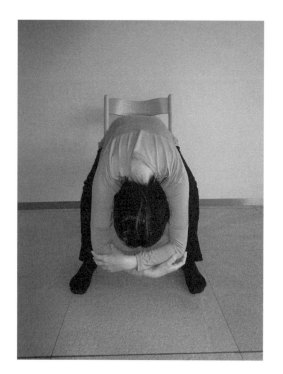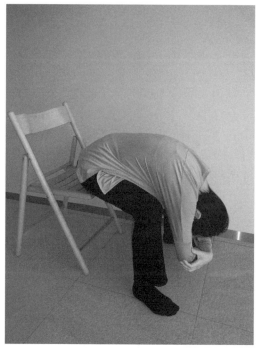

提示される形態への言い回し：もしよければ，両手を互いに肘に持っていき，楽にして前へ寄りかかってみましょう。

フォーム20　座位の英雄，バリエーション1

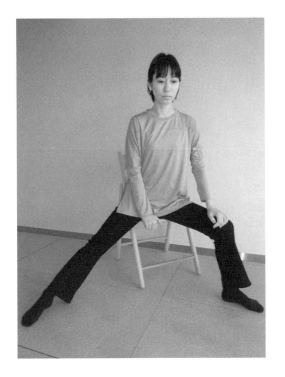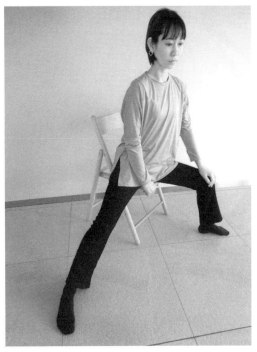

＊座位の英雄はバリエーション1〜4を左右のどちらか片側で行った後，もう片側に交替して
　行ってもよい。

提示される形態への言い回し：もしよければ，片脚を横へ伸ばしてみましょう。

TSYの主題への焦点化：筋肉の動き：脚を伸ばすときに筋肉が伸びる。脚で伸びている筋肉
に関わる感覚に気づく。

フォーム 21　座位の英雄，バリエーション 2

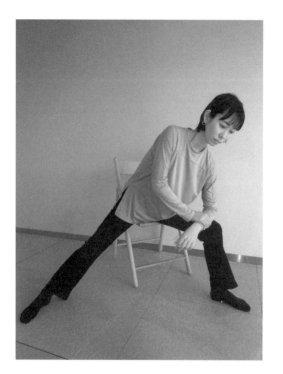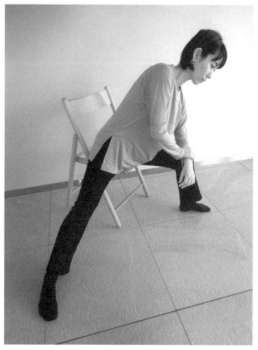

提示される形態への言い回し：もしよければ，曲げたままの脚へもたれかかりましょう。

TSY の主題への焦点化：このように脚へもたれかかるとき，腕からゆっくりと体重をかける
につれて脚の上面に生み出される圧を感じる。このことを何か感覚として感じる。

フォーム22　座位の英雄，バリエーション3

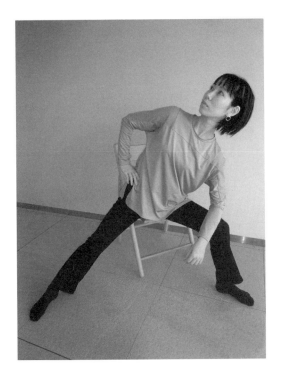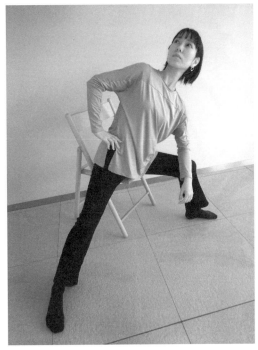

提示される形態への言い回し：もしよければ，片手を腰に当て，ゆっくりとその（腕の）肩を開くように回し運びましょう。あなたは上を向いてもよいですし，目を伏せてもよいでしょう。
TSYの主題への焦点化：選択すること：上を向いたり下（あるいはその中間のどこか）が見えたりするときの気づき。首を回すことがほかの選択よりも良く感じるかもしれない。より良く感じることは，選択する手助けの一つの方法である。

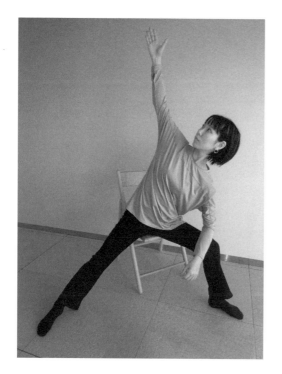 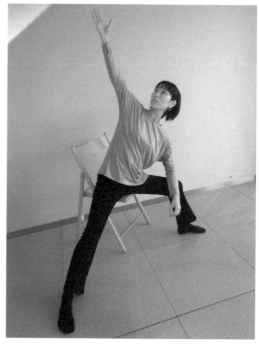

提示される形態への言い回し：もしよければ，上側の腕を空へ向けて伸ばしてみましょう。気負わずにやってみたら，次に左右を交替して同じようにしてみましょう。

フォーム24　太陽の息，バリエーション1

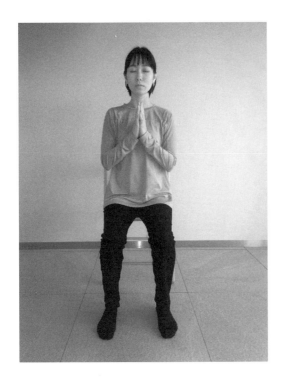 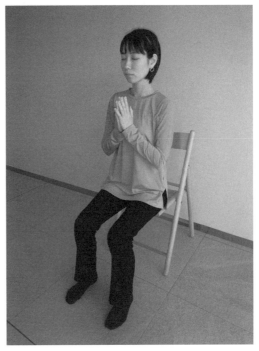

第6章では呼吸と動作を同調させた方法のプラクティスとして太陽の息のエクササイズを紹介した。そのエクササイズの違ったバリエーションを紹介する。

提示される形態への言い回し：もしよければ，両方の手のひらを合わせることから始め，次に息を吸いながら両腕を両脇へ広げてみましょう。息を吐くとともに両方の手のひらを戻して合わせてみましょう。もしよければ，気持ちを楽にして2〜3回この動作を試してみましょう。

（続き）

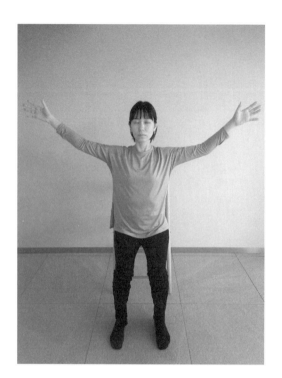 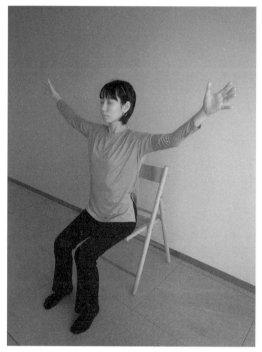

TSYの主題への焦点化：リズム（個人内）：自分のペースに合わせて実施してよい（反対にクライアントがペースを設定し，あなたがクライアントに従うというやり方もある）。

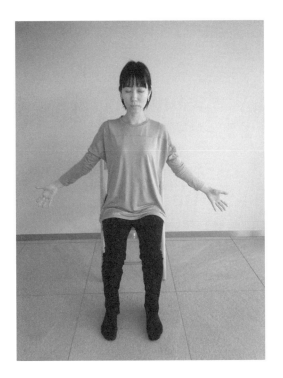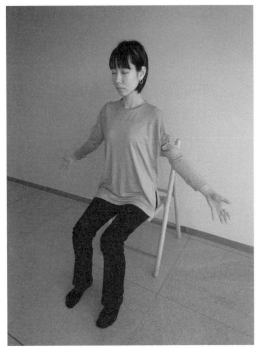

提示される形態への言い回し：もしよければ，両腕を両脇へ持っていき，それから息を吸いながら両腕が弧を描くように大きく回し上げてみましょう。息を吐くとともに両腕を両横へ弧を描くように下げ戻してみましょう。両腕を回し上げながら，どれだけ高く腕を持ち上げるか，あごを持ち上げてもよいし，しなくてもあなた次第です。もしよければ，気持ちを楽にして 2 ～3 回この呼吸と動作のエクササイズを試してみましょう。

（続き）

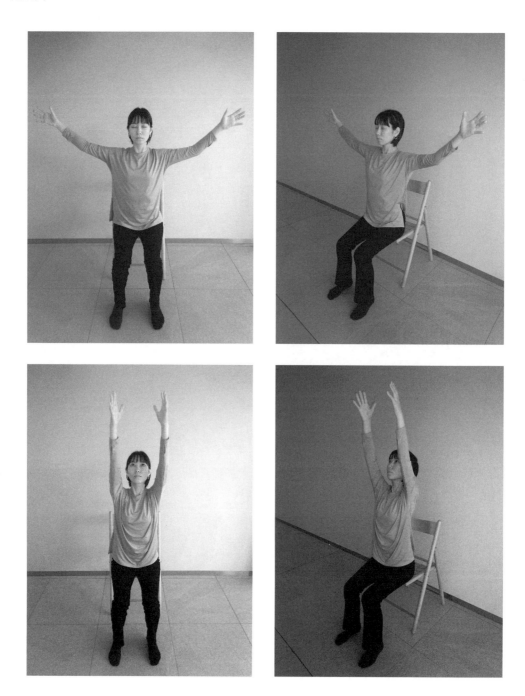

TSYの主題への焦点化：リズム（個人内）：この動作をしながら自分自身のペースを見つける
とよい。

休息

ここには図版は一切ない。なぜなら，あなたにとって休まるフォームを見つけることを推奨するからである。座位でもよいだろうし，立位，また臥位でもよいだろう。

提示される形態への言い回し：もしよければ，今あなたのいるところならどこででもよいので，少し休むか，あなたが休まると感じるフォームをしてみましょう。

TSYの主題への焦点化：筋肉の動き：今あなたは，使われなくなった筋肉を感じるだろう。あなたが話したり，口を動かしていないなら口を休ませよう。脚や腕の筋肉のどれも今は使う必要がない。小休止して，今この瞬間に意識して，使うことがなくなった筋肉（または体のある部分）を感じるかどうか注目しよう。筋肉を使わないことで，どのように感じるか注目するのもよい。これは，TSYの休息の力動を実践しているようなものである。

文献

Ainsworth, M. (1979). Infant-mother attachment. *American Psychologist, 34*(10), 932–937.

Anda, R.F., Dong, M., Brown, D.W., et al. (2009). The relationship of adverse childhood experiences to a history of premature death of family members. *BMC Public Health, 9*(106).

Andreasen, N. (2010). Posttraumatic stress disorder : A history and a critique. *Annals of the New York Academy of Sciences*, 1208, 67–71.

Becker-Weidman, A. (2006). Treatment for children with trauma-attachment disorders : Dyadic developmental psychotherapy. *Child and Adolescent Social Work Journal, 23*, 147–171.

Blaustein, M., & Kinniburgh, K. (2010). *Treating traumatic stress in children and adolescents : How to foster resilience through attachment, self-regulation, and competency*. New York, NY : Guilford Press.

Bossini, L., Tavanti, M., Calossi, S., et al. (2008). Magnetic resonance imaging volumes of the hippocampus in drug-naive patients with post-traumatic stress disorder without comorbidity conditions. *Journal of Psychiatric Research, 42*(9), 752–762.

Bridge, D., & Paller, K. (2012). Neural correlates of reactivation and retrieval-induced distortion. *Journal of Neuroscience, 32*(35), 12,144–12,151.

Chapman, D.P., Wheaton, A.G. Anda, R.F., et al. (2011). Adverse childhood experiences and sleep disturbances in adults. *Sleep Medicine, 12*(8), 773–779.

Cook, A., Spinazzola, J., Julian, F., et al. (2005). Complex trauma in children and adolescents. *Psychiatric Annals, 35*(5), 390–398.

Corso, P.S., Edwards, V.J., Fang, X., & Mercy, J.A. (2008). Health-related quality of life among adults who experienced maltreatment during childhood. *American Journal of Public Health, 98*(6), 1094–1100.

Coulter, H.D. (2001). *Anatomy of hatha yoga*. Honesdale, PA : Body and Breath.

Courtois, C. (1999). *Recollections of sexual abuse : Treatment principles and guidelines*. New York : W.W. Norton & Co.

Courtois, C., & Ford, J. (2012). *Treatment of complex trauma : A sequenced, relationship-based approach*. New York, NY : Guilford Press.

Craig, A.D. (2003). Interoception : The sense of the physiological condition of the body. *Current Opinion in Neurobiology, 13*(4), 500–505.

Craig, A.D. (2010). The sentient self. *Brain Structure and Function, 214*(5–6), 563–577.

D'Andrea, W., Ford, J., Stolbach, B., Spinazzola, J., & van der Kolk, B.A. (2012). Understanding interpersonal trauma in children : Why we need a developmentally appropriate trauma diagnosis. *American Journal of Orthopsychiatry, 82*(2), 187–200.

Davidson, R., & Kabat-Zinn, J. (2003). Alterations in brain and immune function produced by mindfulness meditation. *Psychosomatic Medicine, 65*(4), 564–570.

Davidson, R., & McEwen, B. (2012). Social influences on neuroplasticity : Stress and interventions to promote well-being. *Nature Neuroscience, 15*(5), 689–695.

Davy, C., Dobson, A., et al. (2012). *The Middle East area of operations (MEAO) health study : Prospective study report.* University of Queensland, Centre for Military and Veterans Health, Brisbane, Australia.

Dozier, M., Peloso, E., Lindhiem, O., et al. (2006). Developing evidence-based interventions for foster children : An example of a randomized clinical trial with infants and toddlers. *Journal of Social Issues, 62*(4), 765–783.

Dube, S.R., Felitti, V.J., Dong, M., Chapman, D.P., Giles, W.H., & Anda, R.F. (2003). Childhood abuse, neglect and household dysfunction and the risk of illicit drug use : The Adverse Childhood Experiences study. *Pediatrics, 111*(3), 564–572.

Farhi, D. (1996). *The breathing book.* New York, NY : Owl.

Feldman, R., Eidelmann, A., Sirota, L., & Weller A. (2002). Comparison of skin-to-skin (kangaroo) and traditional care : Parenting outcomes and preterm infant development. *Pediatrics, 110*(1), 16–26.

Feuerstein, G. (1998). *The yoga tradition : Its history, literature, philosophy, and practice.* Prescott, AZ : Hohm.

Foa, E.B., Keane, T.M., Friedman, M.J., Cohen J.A. (2008). *Effective Treatments for PTSD, Second Edition : Practice Guidelines from the International Society for Traumatic Stress Studies.* New York : Guilford Press.（飛鳥井望 監訳 (2013) PTSD治療ガイドライン 第2版. 金剛出版）

Ford, J., Grasso, D., Greene, C., et al. (2013). Clinical significance of a proposed developmental trauma disorder diagnosis : Results of an international survey of clinicians. *Journal of Clinical Psychiatry, 74*(8), 841–849.

Fowler, C. (2002). Review of the book Visceral Sensory Neuroscience : Interoception. *Brain, 126*(6), 1505–1506.

Herman, J. (1992). *Trauma and recovery : The aftermath of violence—from domestic abuse to political terror.* New York, NY : Basic Books.（中井久夫 訳 (1999) 心的外傷と回復【増補版】. みすず書房）

Herringa, R., Phillips, M., Insana, S., & Germain, A. (2012). Posttraumatic stress symptoms correlate with smaller subgenual cingulate, caudate, and insula volumes in unmedicated combat veterans. *Psychiatry Research, 203*(2–3), 139–145.

Holzel, B.K., Carmody, J., Congleton, C., Yerramsetti, S.M., Gard, T., & Lazar, S.W. (2011). Mindfulness practices leads to increases in regional brain gray matter density. *Psychiatry Research : Neuroimaging Journal, 191*(1), 36–43.

Hrynchak, D., & Fouts, G. (1998). Perception of affect attunement by adolescents. *Journal of Adolescence, 21*(1), 43–48.

International Society for the Study of Trauma and Dissociation. (2011). Guidelines for Treating Dissociative Identity Disorder in Adults, Third Revision. *Journal of Trauma and Dissociation, 12*(2), 115–187.

Kabat-Zinn, J. (1994). *Wherever you go, there you are : Mindfulness meditation.* New York, NY : Hyperion.（田中麻里 監訳 (2012) マインドフルネスを始めたいあなたへ—毎日の生活でできる瞑想. 星和書店）

Karen, R. (1998). *Becoming attached : First relationships and how they shape our capacity to love.* New York, NY : Oxford University Press.

Khalsa, S., Rudrauf, D., Feinstein, J., & Tranel, D. (2009). The pathways of interoceptive awareness. *Natural Neuroscience,*

12(12), 1494–1496.

Khoury, L., Tang, Y., Bradley, B., Cubells, J., & Ressler, K. (2010). Substance use, childhood traumatic experience, and posttraumatic stress disorder in urban civilian population. *Depression and Anxiety*, 27(12), 1077–1086.

Kinniburgh, K., Blaustein, M., & Spinazzola, J. (2005). Attachment, self-regulation, and competency : A comprehensive intervention framework for children with complex trauma. *Psychiatric Annals*, 35(5), 424–430.

Krakow, B., Germain, A., Warner, T.D., et al. (2001). The relationship of sleep quality and posttraumatic stress to potential sleep disorders in sexual assault survivors with nightmares, insomnia, and PTSD. *Journal of Traumatic Stress*, 14(4), 647–665.

Kurtz, R. (1990). *Body-centered psychotherapy*. Boulder, CO : LifeRhythm.

Lanius, R.A., Williamson, P., Densmore, M., et al. (2001). Neural correlates of traumatic memories in posttraumatic stress disorder : A functional MRI investigation. *American Journal of Psychiatry*, 158, 1920–1922.

Lazar, S.W., Kerr, C.E., Wasserman, R.H., et al. (2005). Meditation experience is associated with increased cortical thickness. *Neuroreport*, 16(17), 1893–1897.

Levine, P. (1997). *Waking the tiger : Healing trauma*. Berkeley, CA : North Atlantic.

Loewenstein, R.J. (2006). DID 101 : A hands-on clinical guide to the stabilization phase of dissociative identity disorder treatment. *Psychiatric Clinics of North America*, 29, 305–332.

Long, Z., Duan, X., Xie, B., et al. (2013). Altered brain structural connectivity in post-traumatic stress disorder : A diffusion tensor imaging tractography study. *Journal of Affective Disorders*, 150(3), 798–806.

Lutz, A., McFarlin, D., Perlman, D., Salomons, T., & Davidson, R. (2013). Altered anterior insula activation during anticipation and experience of painful stimuli in expert meditators. *Neuroimage*, 64, 538–546.

Luxenberg, T., Spinazzola, J., & van der Kolk, B.A. (2001). Complex trauma and disorders of extreme stress (DESNOS) diagnosis, part one : Assessment. *Directions in Psychiatry*, 21, 373–392.

Morey, R.A., Petty, C.M., Cooper, D.A., et al. (2008). Neural systems for executive and emotional processing are modulated by symptoms of posttraumatic stress disorder in Iraq war veterans. *Journal of Psychiatric Research*, 162(1), 59–72.

Morey, R.A., Dolcos, F., Petty, C.M., et al. (2009). The role of trauma-related distractors on neural systems for working memory and emotion processing in posttraumatic stress disorder. *Journal of Psychiatric Research*, 43(8), 809–817.

Ogden, P., Minton, K., & Pain, C. (2006). *Trauma and the body*. New York, NY : W.W. Norton.

Rhodes, A.M. (2014). Yoga for traumatic stress (Dissertation : Boston College).

Rizzo, A., Reger, G., Gahm, G., Difede, J., & Rothbaum, B.O. (2009). Virtual reality exposure therapy for combat-related PTSD. In : P.J. Shiromani, T.M. Keane, & J.E. LeDoux (Eds.). *Post-traumatic stress disorder : Basic science and clinical practice*. New Jersey : Humana Press/Springer Nature, pp.375–399.

Rothschild, B. (2000). *The body remembers*. New York, NY : W.W. Norton.

Samuelson, K. (2011). Post-traumatic stress disorder and declarative memory functioning : A review. *Dialogues in Clinical Neuroscience*, 13(3), 346–351.

Saper, C., Scammell, T., & Lu, J. (2005). Hypothalamic regulation of sleep and circadian rhythms. *Nature*, 437(7063), 1257–1263.

Shapiro, F. (2001). Eye movement desensitization and reprocessing (EMDR) : Basic principles, protocol, and procedures (2nd ed.). New York, NY : Guilford Press.

Sharafkhaneh, A., Giray, N., Richardson, P., et al. (2005). Association of psychiatric disorders and sleep apnea in large cohort. *SLEEP*, *28*(11), 1405–1411.

Spinazzola, J., Habib, M., Knoverek, A., et al. (2013). The heart of the matter : Complex trauma in child welfare. CW360° Trauma-Informed Child Welfare Practice, Winter 2013, University of Minnesota.

Steele, K., van der Hart, O., & Nijenhuis, E.R.S. (2005). Phaseoriented treatment of structural dissociation in complex traumatization : Overcoming trauma-related phobias. *Journal of Trauma & Dissociation*, *6*(3), 11–53.

Stern, D. (1985). *The interpersonal world of the infant*. New York, NY : Basic Books.（小此木啓吾 監訳（1989）乳児の対人世界【理論編】／（1991）乳児の対人世界【臨床編】．岩崎学術出版）

Terr, L. (1992). *Too scared to cry*. New York, NY : Basic Books.

Tick, E. (2005). *War and the soul*. Wheaton, IL : Quest Books.

Tolle, E.(1997). *The Power of Now : A Guide to Spiritual Enlightenment*. Vancouver : Namaste Publishing.（山川紘矢，山川亜希子 訳（2019）パワー オブ ナウ―魂が目覚める日々の言葉．徳間書店）

van der Kolk, B.A. (1994). The body keeps the score. *Harvard Review of Psychiatry*, *1*, 253–265.

van der Kolk, B.A. (2006). Clinical implications of neuroscience research. *Annals of the New York Academy of Science*, *1071*, 277–293.

van der Kolk, B., Stone, L., West, J., Rhodes, A., Emerson, D., Suvak, M., & Spinazzola, J. (2014). Yoga as an Adjunctive Treatment for Posttraumatic Stress Disorder : A Randomized Controlled Trial. *Journal of Clinical Psychiatry*, *75*(0).

West, J. (2011). Moving to heal : Women's experience of therapeutic yoga after complex trauma. PhD dissertation, Boston College.

Wurmser, L., & Jarass, H. (2013). Introduction. In L. Wurmser & H. Jarass (Eds.), Nothing good is allowed to stand : An integrative view of the negative therapeutic reaction (pp.1–25). New York : Routledge.

Yates, T. (2004). The developmental psychopathology of self-injurious behavior : Compensatory regulation in posttraumatic adaptation. *Clinical Psychology Review*, *24*, 35–74.

Yehuda, R., Daskalakis, N., Lehrner, A., Desarnaud, F., Bader, H.N., Makotkine, i., Flory, J.D., Bierer, L.M., & Meaney, J.M. (2014). Influences of maternal and paternal PTSD on epigenetic regulation of the glucocorticoid receptor gene in holocaust survivor offspring. *American Journal of Psychiatry*, *171*, 872–880.

Yehuda, R., Keefe, R.S., Harvey, P.D., et al. (1995). Learning and memory in combat veterans with posttraumatic stress disorder. *American Journal of Psychiatry*, *152*(1), 137–139.

訳者あとがき

　本書は，Emerson, D. *Trauma-Sensitive Yoga in Therapy*（W.W. Noton & Company. 2015）を翻訳したものです。Emersonがトラウマ・センシティブ・ヨーガについて紹介した2冊目の本となります。前著のEmerson, D. & Hopper, E. *Overcoming Trauma through Yoga*（North Atlantic Books. 2011. 伊藤久子訳（2011）『トラウマをヨーガで克服する』紀伊国屋書店）から4年後に著されたものです。Emersonの前著と比べた本書の特色は，何よりも面接室で座った状態でヨーガを行えるように厳選されていることや，ヨーガの基本的で代表的なフォーム（ポーズではない！）を押さえながらも本書を通じて学んだ人がトラウマ・センシティブ・ヨーガをセラピーに適用しやすいように工夫されていることがあります。また前著から本書までのあいだに，トラウマ・センシティブ・ヨーガの実践の深化の跡が感じられます。たとえば本書では，先ほどの「ポーズ」が「フォーム」と言い換えられたり，目標に合わせた介入（前著，邦訳140頁）といった症状に合わせて図式的に対応させるヨーガには慎重になっていることなどが挙げられます。そのため，トラウマ・センシティブ・ヨーガの中核となるものや実施上の要点を押さえながらも，いっそうトラウマ・サバイバーへの配慮を感じた考察がなされています。前著と合わせ読んでいただければ，より理解が深まると思われます。

　また本書との出会いについて少しお話しさせていただきます。現在，私は主に大学教員をしながらクリニックへ外勤に行っているのですが，そこでトラウマへの対応が求められることがあります。北海道では地理的事情から札幌のクリニックへ片道100～200kmも離れた距離を通ってくる患者の方がたくさんおられます。このような背景を持つ方々と面接を行うわけですが，大抵の場合，その頻度は月一度の通院となります。しかも，その月一度の面接さえも体調不良でキャンセルされたり，冬場であれば交通機関が不通となり面接ができないことがあったりします。こうした事情もあり，月一度の面接や，その間隔が空いたとしても患者が自分で取り組むことができる有効なツールを模索するようになりました。また患者が自分で取り組むためには，受け止めやすく，飽きが来なく，続けやすいものであることが求められます。いろいろと調べるなかでEmersonのトラウマ・センシティブ・ヨーガを知って可能性を見出したの

でした。それからEmersonの前著に学び，トラウマ・センシティブ・ヨーガの理解をさらに深めようとする過程で本書を知り，今回の翻訳に結びつきました。またこの過程で，私自身もヨーガのことを体験的に理解しようと努めました。外勤先のクリニックでヨーガを指導する山本真弓先生にヨーガ指導を受けながら，並行して日本ヨーガ療法学会認定のヨーガ教師養成の学びを続け修了することができました。ご指導くださった日本ヨーガ療法学会の木村慧心先生，足立みぎわ先生，山岡大信先生，髙松円先生に感謝いたします。ヨーガはトラウマ以外にも有効な心理的作用をもたらすことができるツールであると実感しており，現在は，研究的な観点からも関心を深めています。

　最後になりますが，今回の翻訳も佐藤愛子先生と協力しながら作業を進めることができました。翻訳作業は，佐藤先生が全訳し，それを踏まえながら私が全訳し直し，編集上のご指摘から言葉を整え，最終的に佐藤先生と共に訳文を見直しました。佐藤先生は大変優秀な方で，かなり早く翻訳を進めてくださったのですが，私の作業が遅くなったこともあり，佐藤先生や編集の方々にご迷惑をかけてしまいました。時間を要しましたが，このように刊行に至ることができて安堵しています。この翻訳書がセラピーを補完するものとして，必要とする人々の自助と共助に役立つことを願っています。

　翻訳を進めながら私たちへのヨーガ指導とフォームのモデルを引き受けてくださったヨーガ・インストラクターの山本真弓先生，翻訳の企画から出版に至るまで親身になってお力添えくださった金剛出版編集者の藤井裕二さんと浦和由希さんのご協力に心から感謝いたします。

2023年4月

小林　茂

［著者略歴］

David Emerson（デイヴィッド・エマーソン）
トラウマを抱えた人々にヨーガを教える非営利団体Black Lotus Yoga Project, Inc.の創設者であり，ヨガのインストラクター，トレーナーとして活躍している。またアメリカのマサチューセッツ州ボストンにあるトラウマ・センターとパートナーシップを結び，同センターのヨーガ・プログラムへと発展させて，そのディレクターを務めている。

［訳者略歴］

小林　茂（こばやし・しげる）
札幌学院大学心理学部教授，日本キリスト教団牧師，北海道キリスト教学園光の園幼稚園園長などを兼務する。公認心理師。臨床宗教師。ヨーガ教師（日本ヨーガ療法学会認定）ほか。
主著：『ソーシャルワーカー・心理師必携 対人援助職のためのアセスメント入門講義』（監訳・金剛出版［2021］），『病棟に頼らない地域精神医療論──精神障害者の生きる力をサポートする』（共編著・金剛出版［2018］），『コミュニティ支援，べてる式。』（共編著・金剛出版［2013］）ほか。

佐藤愛子（さとう・あいこ）
北海道大学大学院教育学研究院修了。公認心理師。保育士。
主著：『ソーシャルワーカー・心理師必携 対人援助職のためのアセスメント入門講義』（共訳・金剛出版［2021］）ほか。

◉撮影協力
山本真弓（やまもと・まゆみ）
Re-an代表／Yoga for Mental主宰。ヨーガ・インストラクター。
トラウマ・アプローチ・ヨガ指導者養成コース修了，ハンディキャップヨガ指導者養成コース修了，マインドフルネス認知療法（MBCT）プログラム受講ほか。
札幌市を中心に，精神科デイケア・入院病棟・地域生活支援センターなどでヨーガ指導を行う。

セラピーにおけるトラウマ・センシティブ・ヨーガ
体を治療にもち込む
からだ ちりょう こ

2023 年 6 月 10 日　印刷
2023 年 6 月 20 日　発行

著者　　　デイヴィッド・エマーソン
訳者　　　小林 茂　佐藤愛子

発行者　　立石正信
発行所　　株式会社 金剛出版
　　　　　〒112-0005 東京都文京区水道1-5-16　電話 03-3815-6661　振替 00120-6-34848

装丁◉戸塚泰雄(nu)　　組版◉伊藤渉　　印刷・製本◉シナノ印刷

ISBN978-4-7724-1973-4 C3011　　©2023 Printed in Japan

好評既刊

Ψ **金剛出版** 〒112-0005 東京都文京区水道1-5-16 Tel. 03-3815-6661 Fax. 03-3818-6848
e-mail eigyo@kongoshuppan.co.jp URL https://www.kongoshuppan.co.jp/

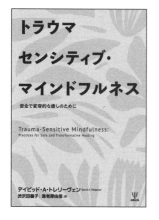

トラウマセンシティブ・マインドフルネス
安全で変容的な癒しのために

[著] デイビッド・A・トレリーヴェン
[訳] 渋沢田鶴子 海老原由佳

本書は，マインドフルネス瞑想の指導者やマインドフルネスベースのセラピーを行う臨床家に向けて，トラウマの神経生理学から，トラウマ症状を悪化させることのない安全な瞑想に必要なさまざまな措置までを解説する。そして，心的外傷体験を生み出し続ける現代社会においてトラウマに配慮するとはどういうことかを問いかけていく。　　　　　定価3,520円

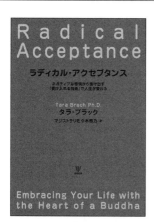

ラディカル・アクセプタンス
ネガティブな感情から抜け出す
「受け入れる技術」で人生が変わる

[著] タラ・ブラック
[訳] マジストラリ佐々木啓乃

あるがままの自分すべてを受け止めよう。といっても簡単なことではない。「自分はダメな人間だ」と誰しも思ったことがあるだろう。ただそれにとらわれていては見えるものも見えなくなってしまう可能性がある。「思い込み」は怖い。それを取り去るには積極的な心と頭のトレーニングが必要であり，本書ではそのトレーニング方法を提示する。ありのままにすべての物事を受け入れられた瞬間あなたにとって真の自由が開かれるだろう。　定価3,520円

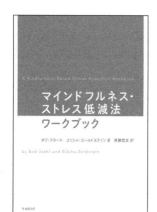

マインドフルネス・ストレス低減法
ワークブック

[著] ボブ・スタール エリシャ・ゴールドステイン
[訳] 家接哲次

不安，神経過敏，無気力などのストレス症状。慢性疼痛，エイズ，喘息，ガン，線維筋痛，胃腸障害，心臓病，高血圧，片頭痛などの慢性疾患。マインドフルネスはストレスフルな生活の原因となるストレスや不安を減らすだけでなく，安らぎや幸福を人生にもたらす。ジョン・カバットジンのプログラムを発展させ，シンプルでハイクオリティなセルフケアを約束する，ヨーガと瞑想と呼吸法による「体験重視」の実践的ワークブック！　　定価3,190円

価格は10%税込です。